DIETA VEGANA

Ricette per dessert semplici vegani per rimanere in salute

(Costruire muscoli e restare magri)

Dario Gallo

Traduzione di Jason Thawne

© Dario Gallo

Todos os direitos reservados

Dieta Vegana: Ricette per dessert semplici vegani per rimanere in salute (Costruire muscoli e restare magri)

ISBN 978-1-989891-42-1

TERMINI E CONDIZIONI

Nessuna parte di questo libro può essere trasmessa o riprodotta in alcuna forma, inclusa la forma elettronica, la stampa, le fotocopie, la scansione, la registrazione o meccanicamente senza il previo consenso scritto dell'autore. Tutte le informazioni, le idee e le linee guida sono solo a scopo educativo. Anche se l'autore ha cercato di garantire la massima accuratezza dei contenuti, tutti i lettori sono avvisati di seguire le istruzioni a proprio rischio. L'autore di questo libro non potrà essere ritenuto responsabile di eventuali danni accidentali, personali o commerciali causati da un'errata rappresentazione delle informazioni. I lettori sono incoraggiati a cercare l'aiuto di un professionista, quando necessario.

INDICE

Parte 1 1

Introduzione 2

Quadrati Di Limone 2

Torta Al Lime 4

Cheesecake Vegana 5

Browniesvegani Alla Fonduta Di Cioccolata 7

Cheesecake Vegana Al Cioccolato 8

Torta Cioccolato E Banana 9

Torta Cremosa Al Burro Di Noccioline 11

Cheesecake Alle Fragole 11

Torta Al Limone 13

Biscotti Al Mirtillo Rosso E Banana 14

Torta Vegana Alla Vaniglia 16

Biscotti Con Gocce Di Cioccolato 17

Tortaallecarote 18

Torta Al Mirtillo Rosso E Alla Salsa Di Mela 19

Biscotti Ai Fiocchi D'avena 21

Biscotti Al Burro Di Noccioline 23

Torta Di Mele 24

Torta Limone E Cocco 25

Biscotti Alla Zucca Con Gocce Di Cioccolato 27

Cheesecakeallazucca 28

Biscotti Allo Zenzero 30

Biscotti Al Tè Verde 31

Palline Al Burro Di Noccioline 33

Torta Alla Banana 34

Biscotti Speziati Alla Mela 35

Biscotti Allabanana E Datteri 37

Tortaspeziata 38

Biscotti All'uvetta E Ai Fiocchi D'avena 39

Biscotti Vegani Al Limone 41

Cheesecakealle Noci 42

Biscotti Banana E Cocco 43

Torta Al Limone 45

Torta Glassata Al Cioccolato E Al Lampone 46

Biscotti Allamelassa 48

Parte 2 51

Introduzione 52

PANE CARAMELLATO E BUDINO AL BURRO MARRONE 54
BUDINO AL RISO AL CARAMELLO E NOCI 58
MELA SCOMPOSTA 61
MARMELLATA COTTA ROLYPOLY 64
GNOCCHI ALLO SCIROPPO 66
BUDINO DI ANANAS TROPICALE E CREMA DI COCCO 71

Dolci Al Cioccolato Indulgenti 74

CROSTATA AL CIOCCOLATO E LAMPONI 74
TORTINO AL CIOCCOLATO CON SALSA DI CIOCCOLATO 78
BUDINO AL CIOCCOLATO CALDO 83
BROWNIE AL CIOCCOLATO 85
LA MIGLIORE MOUSSE AL CIOCCOLATO 88
PANE ALLA BANANA E CIOCCOLATO 90

Nel Mood Per Le Torte 92

TORTINO AL MIRTILLO E LIMONE 92
PANETTI ALLA CILIEGIA E CREMA 95
TORTA SPUMOSA ALLA CREMA E FRAGOLE 98
TORTA AL LIMONE E MANDORLE 101
BARRETTE ALLA MELA E AL MOU 105
BROWNIES DI CECI E MANDORLE 108

Desserts Da Frigo 111

GELATO ALLA CREMA 111
RISO FREDDO AL COCCO E CIOCCOLATO 114
GELATO ALLA CREMA TROPICALE 117
TORTA FREDDA AL BISCOTTO 119
LATTE FREDDO AL COCCO 122
GELATO AL RUM E UVETTA 125
FETTE FREDDE ALL'AMARETTO 127
PANNACOTTA ALLO ZENZERO E LIMONE 130
GELATO ALLA CREMA TROPICALE 134
UN ETONMESS CONFUSO 138

Conclusione 141

Parte 1

Introduzione

Questo ricettario di dessert vegani include una varietà di ricette uniche e deliziose di torte e biscotti che puoi facilmente fare a casa. Come panettiere vegano professionista ho provato tutti i tipi di ricette di dessert vegani e mi piacerebbe condividere con te le mie ricette di dolci preferite. Ho fornito facili passaggi da seguire in queste ricette, in modo che sia i principianti che i novizi panettieri vegani possano realizzare queste ricette.

Queste ricette sono le più popolari nella mia pasticceria e penso che le apprezzerai davvero!

Quadrati di limone

Ingredienti:

Frolla:

1 tazza di farina per tutti gli usi

5 cucchiai di margarina

1/4 tazza di zucchero semolato

Ripieno:

3 sostituti di uova

3/4 di zucchero semolato

3 cucchiai di farina per tutti gli usi

1 cucchiaino di vera vaniglia

1/2 cucchiaino di lievito in polvere

1/8 di cucchiaino di sale

2 limoni, buccia e succo

zucchero a velo, facoltativo

Istruzioni:

Preriscaldare il forno a 350°F.

In una ciotola, unire gli ingredienti della frolla; inserire poi in una padella da 8 x 8 pollici. Cuocere per 15 minuti.

Mentre la frolla cuoce, sbattere i sostituti dell'uovo in una ciotola fino a che non diventano schiumosi. Aggiungere il resto degli ingredienti del ripieno e mescolare insieme. Versare sopra la frolla e infornare per 20 minuti o fino a quando è cotta.

Lasciare raffreddare prima di servire.

Torta al lime

Ingredienti:

2 contenitori da 8 once di crema di formaggio vegano

2 cucchiai di latte di soia

1 tazza di zucchero naturale

1 cucchiaino di vaniglia

2 cucchiaini di scorza di lime grattugiata

4 cucchiai di succo di lime

2 cucchiai di amido di mais

frolla di cracker vegani da 1 - 9 pollici

fragole a fette

Istruzioni:

Preriscaldare il forno a 350°F. Miscelare la crema di formaggio, il latte di soia, lo zucchero naturale, la vaniglia, la scorza di lime grattugiata, il succo di lime e l'amido di mais fino a che non diventa liscio.

Versare il composto sulla frolla di cracker, metterlo sulla teglia e cuocere per 40 minuti.

Lasciare raffreddare e conservare in frigorifero per 4 ore. Ricoprire con fragole a fette.

Cheesecake vegana

Ingredienti:

<u>Frolla:</u>

18 cracker vegani o altri biscotti, sbriciolati

1/2 tazza di olio di canola

1 cucchiaio di farina per tutti gli usi

1 cucchiaio di sciroppo d'agave o di acero

<u>Ripieno:</u>

1 pacchetto (10 once o 300 g) di tofu dolce, pressato leggermente per rimuovere l'acqua

2/3 tazza di anacardi crudi, ammollati durante la notte e scolati

1 cucchiaio di succo di limone

2 cucchiaini di olio di canola

1/3 di tazza di zucchero grezzo o altro dolcificante

3 cucchiaini e 1/2 di sostitutivo di uovo (senza aggiunta di acqua)

1/2 cucchiaino di estratto di vaniglia

1/2 cucchiaino di sale

Istruzioni:

Unire tutti gli ingredienti della frolla in una grande ciotola. Mescolare fino a quando non è ben incorporato, quindi premere sul piatto della torta.

Unire gli anacardi imbevuti, il tofu dolce, l'olio di canola e il succo di limone in un frullatore; pulsare fino a quando non è completamente liscio e cremoso.

Trasferire la miscela in una ciotola e mescolare zucchero, uovo, vaniglia e sale fino a completa dissoluzione, assicurandosi che non ci siano grumi o cristalli di zucchero. Versare delicatamente la miscela sulla frolla.

Cuocere a 375°F per 25-30 minuti, fino a quando è cotta. Togliere dal forno e lasciare raffreddare.

Mettere in frigo per almeno cinque ore per raffreddarla.

Browniesvegani alla fonduta di cioccolata

Ingredienti:

1/4 di tazza olio di canola

1/3 di tazza d'acqua

1 tazza di zucchero biologico

1 tazza di farina biologica non sbiancata

1 cucchiaio di semi di lino macinati

1/3 di tazza di cacao in polvere non satinato

1/2 cucchiaino di lievito in polvere

1/4 di cucchiaino di sale

Istruzioni:

Preriscaldare il forno a 350°F. Mescolare gli ingredienti umidi in una ciotola grande, quindi aggiungere tutti gli ingredienti secchi e mescolare. Non mescolare troppo.

Mettere in forno e cuocere per 20-25 minuti.

Cheesecake vegana al cioccolato

Ingredienti:

1 pacchetto (12 once) di tofu dolce

1 vaschetta (8 once) di crema di formaggio vegano

3/4 di zucchero

1 pacchetto (12 once) di gocce di cioccolato vegano

3 cucchiai di sciroppo d'acero

1 confezione (9 pollici) frollavegana per torta

Istruzioni:

Nel frullatore, frullare il tofu fino a renderlo morbido. Con un miscelatore elettrico in una ciotola media, unire lo zucchero vegano e la crema di formaggio e 2 cucchiai di tofu levigato, e sbattere fino a che non diventa liscio.

Aggiungere la miscela di crema di formaggio al frullatore con il tofu rimanente. Miscelare di nuovo fino a che non diventa liscio.

Sciogliere le gocce di cioccolato a bagnomaria o microonde. Aggiungere le gocce sciolte nel frullatore, frullare fino a quando il cioccolato non si è mescolato, questo potrebbe richiedere un po' di scatti. Dopo aver mescolato bene le gocce e la miscela, aggiungere lo sciroppo d'acero, frullare per 30 secondi.

Versare il composto sulla frollaper torta fino a riempirla e conservare in frigorifero fino a quando non è pronta.

Torta cioccolato e banana

Ingredienti:

2 banane medie molto mature

1 tazza e 1/4 di farina bianca non sbiancata per tutti gli usi

3/4 di zucchero di zucchero (metà bianco e metà marrone)

1/4 di tazza di cacao amaro in polvere

1/3 tazza di olio di canola

1/3 di tazza d'acqua

1 cucchiaino di bicarbonato di sodio

1 cucchiaino di aceto bianco

1/4 di cucchiaino di sale

1/3 di tazza di gocce di cioccolato semidolce vegano

Istruzioni:

Preriscaldare il forno a 350°F. Mescolare le banane o frullare con il frullino elettrico.

Miscelare gli ingredienti umidi con lo zucchero di canna. Setacciare gli ingredienti secchiinsieme quindi aggiungerli a quelli bagnati.

Amalgamare bene e versare in una tortiera quadrata 8X8 unta. Cospargere con le scaglie di cioccolato la pastella.

Cuocere per circa 35 minuti o fino a quando lo stuzzicadenti inserito nel centro risulta pulito. Raffreddare completamente prima di servire.

Torta cremosa al burro di noccioline

Ingredienti:

<u>Ripieno:</u>

4 quadrati di cioccolato non zuccherato

2/3 di tazza di burro di arachidi

16-18 once di tofu dolce

1 tazza di zucchero

4-6 cucchiai di latte di soia

Frolla vegana di cracker

Istruzioni:

Sciogliere il cioccolato e mescolare con il tofu, il burro di arachidi e lo zucchero aggiungendo il latte di soia fino alla consistenza desiderata.

Versare il tutto sulla frolla di cracker e conservare in frigorifero.

Cheesecake alle fragole

Ingredienti:

2 confezioni (8 once) di crema di formaggio vegano

1 tazza di zucchero non raffinato

2 cucchiaini di vaniglia

3 cucchiai di succo di limone

2 cucchiai di amido di mais

1 frolla vegana di cracker

1/2 -3/4 libbra di fragole fresche, tagliate a metà longitudinalmente

Istruzioni:

Preriscaldare il forno a 350°F. Unire crema di formaggio, zucchero e vaniglia in un robot da cucina o frullatore. Aggiungere il succo di limone e frullare ancora.

Una volta finito di miscelare aggiungere l'amido di mais. Versare il composto sulla frolla e infornare per 45 minuti.

Lasciare raffreddare prima di servire e, una volta completamente raffreddato, aggiungere le fragole sopra.

Torta al limone

Ingredienti:

1 tazza e 2/3 di zucchero semolato

2/3 tazze di olio di canola

1 lattina da 14 once di latte di cocco

1/4 di tazza di latte di riso

1/4 di succo di limone

3 cucchiai di scorza di limone finemente grattugiata

2 cucchiaini di estratto di vaniglia

3 tazze di farina di grano integrale

2 cucchiaini di lievito in polvere

1 cucchiaino di bicarbonato di sodio

1 cucchiaino di sale

1/2 tazza di noce di cocco non zuccherata sminuzzata

Istruzioni:

Preriscaldare il forno a 350°F. Ungere leggermente una padella da 8 x 10 pollici.

In una grande ciotola mescolare lo zucchero semolato, l'olio, il latte di cocco, il riso, la soia o il latte di mandorle, il succo di limone e la scorza e la vaniglia. Mescolare per combinare.

Setacciare la farina, il lievito, il bicarbonato e il sale negli ingredienti umidi, mescolando bene dopo ogni aggiunta. Unire la noce di cocco.

Versare l'impasto nella padella. Cuocere per 1 ora, o fino a quando uno stuzzicadenti inserito nella torta risulta pulito. Togliere dal forno e lasciare raffreddare per circa 10 minuti, quindi posizionare un tagliere sopra la tortiera, capovolgere delicatamente e rilasciare la torta dalla padella.

Lasciare raffreddare completamente. Una volta raffreddata, è possibile scegliere di setacciare una spolverata di zucchero a velo. Tagliare e servire.

Biscotti al mirtillo rosso e banana

Ingredienti:

1 banana

1 tazza di margarina morbida

1/2 tazza di zucchero bianco

1/2 tazza di zucchero di canna confezionato

1 cucchiaino di vaniglia

1 tazza e 1/2 di farina

1 cucchiaino di bicarbonato di sodio

1 cucchiaino di cannella

1 cucchiaino di noce moscata

3 tazze di fiocchi d'avena

1/2 tazza mirtilli rossi

1/2 tazza di mandorle affettate

Istruzioni:

Preriscaldare fino a 350°F. Schiacciare la banana con una forchetta, quindi mescolare con la margarina, gli zuccheri e la vaniglia in una ciotola fino a renderla liscia.

In una ciotola separata, mescolare la farina, il bicarbonato, la cannella e la noce moscata. Mescolare il bagnato con l'asciutto, quindi aggiungere i fiocchi d'avena, i mirtilli e le mandorle.

Con un cucchiaio posizionare su una teglia ricoperta dacarta da forno non ingrassato, e cuocere per circa 15 minuti. Lasciare raffreddare e servire.

Torta vegana alla vaniglia

Ingredienti:

1 tazza e 1/2 di farina

1 tazza di zucchero

1/2 cucchiaino di bicarbonato di sodio

1/2 cucchiaino di sale

1 tazza di acqua ghiacciata

1/2 tazza di olio

2 cucchiaini di vaniglia

2 cucchiai di succo di limone

Istruzioni:

Preriscaldare il forno a 375°F. Ungere una tortiera da 8 o 9 pollici. In una ciotola, setacciare farina, zucchero, bicarbonato e sale fino.

In una piccola ciotola, unire acqua fredda, olio e vaniglia. Aggiungeregli ingredienti liquidi (ad eccezione del succo di limone) a quelli asciutti. Una volta che la pastella è amalgamata, aggiungere il succo di limone e mescolare velocemente, quindi versare nella padella preparata.

Cuocere per 25 o 30 minuti o fino a quando lo stuzzicadenti esce pulito.

Biscotti con gocce di cioccolato

Ingredienti:

2 tazze di farina per tutti gli usi

2 cucchiaini di lievito in polvere

1/2 cucchiaino di sale marino

2 cucchiaini di cannella

1 tazza di zucchero

1/2 tazza di olio di canola

1 cucchiaino di vaniglia

1/2 bicchiere d'acqua

1 tazza di scaglie di cioccolato vegano

Istruzioni:

Preriscaldare il forno a 350°F.

Mescolare tutti gli ingredienti insieme in una grande ciotola, fino a quando sono ben combinati.

Usando un piccolo misurino, posizionare la miscela su una teglia leggermente unta.

Cuocere 10-12 minuti (Nota: i cookie non saranno marroni in cima quando sono pronti).

Tortaallecarote

Ingredienti:

1 tazza e 1/2 di farina in aumento

1 tazza di zucchero grezzo

1 cucchiaino di bicarbonato di sodio

1 cucchiaino di cannella

1/4 di cucchiaino di sale

1 tazza di carote tagliuzzate

3/4 di tazza di succo d'arancia

1/3 di tazza di olio d'uva

1 cucchiaino di vaniglia

1 cucchiaio di semi di lino macinati

Istruzioni:

Scaldare il forno a 350°F. Mescolare tutti gli ingredienti secchi in una ciotola, quindi aggiungere le carote. Mescolare fino a che non è ben amalgamato. Aggiungere i rimanenti ingredienti umidi, mescolare fino a quando non saranno ben amalgamati. Versare nella padella antiaderente quadrata da 9 pollici non ingrassata.

Cuocere 25-30 minuti. Lasciare raffreddare prima di servire.

Torta al mirtillo rosso e alla salsa di mela

Ingredienti:

2 tazze di salsa di mele, non zuccherate

1 tazza di zucchero semolato

1/2 tazza di succo di mela, non zuccherato

1/4 tazza di olio d'oliva dolce

2 cucchiaini di farina di semi di lino (lino macinato)

1 cucchiaino di vaniglia
1 tazza e 1/4 di farina integrale
1 tazza e 1/2 di farina bianca
1 cucchiaino di cannella
1/4 di chiodi di garofano
1/4 di cucchiaino di zenzero
2 cucchiaini di lievito in polvere
3/4 di cucchiaino di sale
1/2 tazza di noci tritate
1/2 tazza di mirtilli rossi

Istruzioni:

Preriscaldare il forno a 350°F. Spruzzare una teglia da 9 X 13 pollici con uno spray antiaderente.

In una grande ciotola mescolare la salsa di mele, zucchero, succo di mela, olio d'oliva, farina di lino e vaniglia. Mescolare fino a completo assorbimento.

In un'altra ciotola combinare il grano intero e farine bianche, spezie, noci e uvetta o mirtilli rossi. Aggiungere delicatamente agli ingredienti umidi e mescolare solo fino a quando è tutto amalgamato.

Versare nella padella e infornare per 35-40 minuti fino a quando uno stuzzicadenti inserito nel centro risulta pulito. Togliere dalla padella quando è fredda.

Biscotti ai fiocchi d'avena

Ingredienti:
1/3 di tazza di tofu morbido dolce
1/3 di tazza di verdura / olio di canola
1/4 di tazza di succo di mela o concentrato
1 cucchiaio di estratto di vaniglia
1/2 tazza di zucchero vegano crudo
1/4 di tazza di sciroppo d'acero
2 tazze di fiocchi d'avena
2 tazza di farina
1/2 cucchiaino di lievito
1/2 cucchiaino di bicarbonato di sodio
1/2 cucchiaino di sale

2 tazza di scaglie di cioccolato vegane o scaglie di carruba

1 tazza di noci

Istruzioni:

In una ciotola di medie dimensioni, mescolare la farina, il bicarbonato, il sale e il lievito. In una ciotola separata, frustare il tofu con un mixer fino a quando non diventa cremoso. Aggiungere olio, succo di mela, vaniglia, zucchero vegano a miscela a bassa velocità fino a quando lo zucchero vegano è un po' sciolto.

Aggiungere lo sciroppo d'acero vegano e mescolare 1 minuto. Aggiungere i fiocchi d'avena e la miscela di farina, mescolare per altri 2 minuti o fino a quando non si è ben miscelato. Quindi amalgamare le noci e le gocce di cioccolato.

Lasciare cadere grandi cucchiai di impasto su una teglia ricoperta dacarta da forno ben oliata. Appiattire leggermente con la parte posteriore del cucchiaio e infornare 13-15 minuti a 350°F.

Biscotti al burro di noccioline

Ingredienti:

3 sostituti di uova

4 cucchiai d'acqua

2 tazze e 1/4 di farina di grano tenero non sbiancata

1/4 tazza di burro di arachidi naturale croccante

2/3 tazza di sciroppo d'acero

1/2 tazza di sucanat

1/2 tazza di margarina

1/2 cucchiaio di lievito

Istruzioni:

Preriscaldare il forno a 350°F. Mescolare il sostituto dell'uovo con l'acqua. In una ciotola grande, unire tutti gli ingredienti e mescolare.

Arrotolare i cucchiai di impasto in palline e posizionarli a una distanza di 2 pollici sulla teglia. Appiattire le palline con la forchetta intinta nella farina, a motivo incrociato.

Cuocere 15 minuti o fino a quando sono leggermente dorati.

Torta di mele

Ingredienti:

1 tazza di farina

1 tazza di semolino

1 tazza di zucchero

1 cucchiaino di lievito per dolci

1 tazza di margarina vegana, sciolta

5 mele grandi o 8-10 piccole

Istruzioni:

Preriscaldare il forno a 375°F.

Mescolare la farina, lo zucchero, il semolino e il lievito in una ciotola. Sbucciare e grattugiare le mele in una ciotola separata e sciogliere la margarina.

Spruzzare una teglia con uno spray da cucina o strofinare con la margarina. Distribuire un terzo della miscela secca, coprire con un terzo delle mele, ripetere.

Versare la margarina sciolta sopra e infornare per 1 ora.

Torta limone e cocco

Ingredienti:

20 once di zucchero

8 once margarina non idrogenata

1/4 tazza di succo di limone

la scorza grattugiata di 4 limoni

2 cucchiaini di vaniglia

1 cucchiaio e 1/2 di estratto di limone

24,6 once di farina

2 cucchiai di lievito in polvere

1/2 cucchiaini di bicarbonato di sodio

1 cucchiaini e 1/2 di sale

2 tazze d'acqua

2 tazze di latte di cocco premium

<u>Ripieno:</u>

3/4 - 1 tazza di marmellata di lamponi pura, scaldata fino a renderla spalmabile

1/3 di tazza di noce di cocco fine

Istruzioni:

Preriscaldare il forno a 350°F, ungere 2 padelle 9x13.

Rendere in crema zucchero e margarina. Aggiungere estratti di succo di limone, scorza, vaniglia e limone e sbattere bene. Sbattere insieme gli ingredienti asciutti in una ciotola media.

Aggiungeregli ingredienti secchi in tre sezioni, alternando acqua e latte di cocco. Sbattere bene dopo ogni aggiunta. Dividere tra le padelle e cuocere 45 minuti, o fino a quando non è pronto.

Raffreddare completamente nella padella prima di versare su un vassoio, quindi raffreddare 1 ora prima di riempire. Distribuire il ripieno uniformemente su uno degli strati e cospargere di noce di cocco.

Collocare il secondo strato sulla parte superiore, tagliare i bordi e raffreddare nuovamente prima di glassare e decorare.

Biscotti alla zucca con gocce di cioccolato

Ingredienti:

1 tazza di olio vegetale

4 tazza di zucchero

2 sostituti di uova (semi di lino e acqua vanno)

5 tazze di farina

1/4 di cucchiaino di zenzero macinato

2 cucchiaini di lievito in polvere

2 cucchiaini di bicarbonato di sodio

2 cucchiaini di noce moscata

2 cucchiaini di cannella

1 cucchiaino di tutte le spezie

1 cucchiaino e 3/4 di sale

1 lattina da 29 once di zucca

2 tazze di cioccolatini vegani

1 tazza di noci tritate

Istruzioni:

Sbattere l'olio e lo zucchero vegano nella ciotola. Aggiungere i sostituti d'uovo e sbattere bene.

In una ciotola separata, mescolare insieme la farina, il lievito, il bicarbonato, le spezie e il sale.

Aggiungere la miscela di zucchero vegano alternata con la zucca nella miscela di farina. Mescolare bene dopo ogni aggiunta. Inserire le scaglie di cioccolato, le noci e la vaniglia.

Rilasciare la miscela con un cucchiaino su una teglia unta. Cuocere per 15-20 minuti o fino a doratura a 350°F.

Cheesecakeallazucca

Ingredienti:

5 pacchetti (8 once) di crema di formaggio vegano

1/2 tazza di tofu dolce

1/2 tazza di crema di soia

3/4 tazza di sciroppo d'acero

3 cucchiai di polvere sostitutiva dell'uovo

3 cucchiai di farina

2 cucchiaini di cannella in polvere

1 cucchiaino di zenzero macinato

1 cucchiaino di chiodi di garofano macinati

1 cucchiaio di estratto di vaniglia

1 lattina di zucca (15 once)

1/2 tazza di briciole di cracker

6 cucchiai di margarina fusa

1/4 tazza di zucchero

Istruzioni:

Preriscaldare il forno a 350°F.

Mescolare bene le briciole, la margarina vegana e lo zucchero vegano e versare nella teglia da 10 pollici unta di grasso. Cuocere la frolla per 10 minuti, estrarre e lasciare raffreddare. Aumentare la temperatura del forno a 425°F.

Sbattere insieme il sostituto dell'uovo e lo sciroppo d'acero vegano.

In una grande ciotola, sbattere insieme crema di formaggio vegano, tofu dolce, crema di soia, zucchero vegano e miscela di sostituti delle uova. Aggiungere la farina e le spezie, quindi la vaniglia. Aggiungere la zucca e battere a velocità media fino a quando non si è ben amalgamata.

Versare il composto sulla frolla preparata e infornare per 15 minuti. Ridurre la temperatura a 275°F e infornare per un'altra ora. Spegnere il fuoco ma lasciare la torta in forno a raffreddare per diverse ore o durante la notte.

Servire la torta tiepida o fredda, con il tofu frullato.

Biscotti allo zenzero

Ingredienti:

4 cucchiai di margarina

1/2 tazza di zucchero grezzo

1 sostituto di uovo

2 tazze e 1/2 di farina semplice

1 cucchiaino di bicarbonato di sodio

4 cucchiaini di zenzero macinato

1 cucchiaino di chiodi di garofano macinati

2 cucchiaini di cannella in polvere

2 cucchiaini di noce moscata

3 cucchiai di sciroppo d'oro

Istruzioni:

Preriscaldare il forno a 350°F.

Rendere in crema la margarina e zucchero grezzo, aggiungere il sostituto dell'uovo, mescolare. Aggiungere la farina, la soda e le spezie, quindi lo sciroppo dorato e mescolare bene.

Arrotolare la miscela in palline di un cucchiaino, appiattirla leggermente e metterla sulla teglia per biscotti.

Cuocere per 10 minuti a 350°F.

Biscotti al tè verde

Ingredienti:

1/2 tazza di burro vegano spalmabile

1/2 tazza di olio di cocco non raffinato

2 cucchiai di polvere di tè verde matcha

1/4 di tazza + 1/2 tazza di zucchero a velo

1/4 di tazza di cocco grattugiato zuccherato (opzionale)

2 tazze di farina per tutti gli usi

Istruzioni:

Preriscaldare il forno a 400°F.

Rendere in crema il burro spalmabile, l' olio di cocco, la polvere di tè verde e 1/4 di tazza di zucchero a velo fino a che non diventa liscio. Aggiungere cocco e farina grattugiata e mescolare fino a quando non sarà amalgamato. La miscela sarà un po' friabile ma dovrebbe restare unita.

Rotolare l'impasto in 24 palline, approssimativamente da 1pollice e 1/2. Mettere su una teglia non unta e cuocere in forno preriscaldato per 10-12 minuti o fino a quando non sono cotti.

Mettere 1/2 tazza di zucchero a velo in un piatto largo e poco profondo; mettere da parte.

Rimuovere i biscotti dal forno e lasciare raffreddare per 10-15 minuti. Rotolare ogni biscotto nello zucchero a velo e metterlo da parte fino a completo raffreddamento.

Palline al burro di noccioline

Ingredienti:

3/4 tazza di semi di zucca crudi

3/4 tazza di s emi di girasole crudi

1/2 tazza di datteri bucati

1/2 tazza di burro di noccioline

1 cucchiaio di semi di chia

Istruzioni:

Unire tutti gli ingredienti usando un robot da cucina.

Rotolare in palline e raffreddare in frigorifero.

Torta alla banana

Ingredienti:

1/4 di tazza di margarina

3/4 di zucchero

2 banane, schiacciate

1 cucchiaino di estratto di vaniglia

3/4 tazza di latte di soia

3/4 di tazza di farina di riso

1/2 tazza di fecola di patate

3 cucchiaini di lievito in polvere

1 cucchiaino di gomma xantana

pizzico di sale

4 cucchiaini di sostituto dell'uovo in polvere

1/4 di tazza di polvere di carruba

Istruzioni:

Impostare il forno a 375°F. Imburrare e stendere la torta.

Rendere in crema la margarina vegana con lo zucchero vegano. Sbatterli con le banane e la vaniglia.

Setacciare le farine, il lievito in polvere, il sale, la gomma xantana, la polvere di sostituto dell'uovo e la polvere di carruba.

Aggiungere latte di soia e gli ingredienti asciutti setacciati alternati, un terzo alla volta, mescolando delicatamente.

Mettere la miscela nella tortiera e cuocere a 375°F per 35 minuti.

La torta è cotta quando uno stuzzicadenti posto al centro della torta risulta pulito.

Lasciare raffreddare la torta prima di servire. Cospargere di zucchero vegano o zucchero a velo.

Biscotti speziati alla mela

Ingredienti:

1 tazza di farina

1 tazza di zucchero di canna

1/2 tazza di zucchero bianco

3 tazze di fiocchi d'avena
1 cucchiaino di bicarbonato di sodio
1 cucchiaino di cannella
1/2 cucchiaino di noce moscata
1/2 cucchiaino di zenzero
1/2 cucchiaino di chiodi di garofano
1/2 tazza di latte di mandorla
1/2 tazza di olio vegetale
1 cucchiaino di estratto di vaniglia
2 piccole mele, non pelate e tagliate a dadini

Istruzioni:

Preriscaldare il forno a 350° e allineare 2 grandi fogli di carta da forno sulle teglie per biscotti. Mescolare tutti gli ingredienti asciutti.

Formare un pozzo in centro e aggiungeregli ingredienti umidi. Impastare con le mani fino a quando la miscela è solidificata, mescolando con le mele.

Lasciare cadere grandi cucchiai di impasto sulle teglie. Cuocere per 15-18 minuti.

Biscotti allabanana e datteri

Ingredienti:

36 datteri

1 tazza e 1/2 di acqua o latte di soia

1/4 - 1/2 tazze di zucchero

2 tazze di farina

1/2 tazza di olio

2 cucchiaini di bicarbonato di sodio

3 banane

Istruzioni:

Preriscaldare il forno a 350°F e lubrificare una teglia da forno in metallo da 8x8 pollici.

Mettere i datteri, il latte di soia / acqua, lo zucchero e le banane in un frullatore o un robot da cucina e frullare / lavorare fino a che i datteri non si sonoappassiti e ben combinati.

Versare il composto in una grande ciotola e aggiungere l'olio. Mescolare bene per incorporare. Aggiungere la farina lentamente, quindi il bicarbonato di sodio.

Dopo aver incorporato tutta la farina nella pastella, versarla nella teglia e cuocere per 60 minuti o fino a quando lostuzzicadenti risulta pulito, controllare la cottura dopo 40 minuti.

Tortaspeziata

Ingredienti:

3 tazze di farina

2 tazze di zucchero

2 bustine di tè chai

2 cucchiaini di bicarbonato di sodio

1 cucchiaino di sale

2 tazze d'acqua

1/3 di tazza di olio d'oliva o vegetale

2 cucchiaini di vaniglia

2 cucchiaini di cannella

2 cucchiai di aceto

Istruzioni:

Preriscaldare il forno a 350°F.

Tagliare le bustine di tè chai e versare le spezie. In una ciotola aggiungere gli ingredienti secchi insieme e mescolare. Quindi aggiungere l'acqua, l'olio e la vaniglia. Aggiungere l'aceto nell'ultima miscelazione e versare il composto nella tortiera.

Cuocere a 350°F per 40 minuti a un'ora, o fino a quando lo stuzzicadenti esce pulito.

Biscotti all'uvetta e ai fiocchi d'avena

Ingredienti:

1 tazza e 1/2 di zucchero di canna ben confezionato

1 tazza di margarina

2 sostituti di uova

2 cucchiaini d'acqua

2 cucchiaini di estratto di vaniglia

2 tazze di farina per tutti gli usi

1 cucchiaino di lievito per dolci

1 cucchiaino di bicarbonato di sodio

2 cucchiaini di cannella in polvere

1/2 cucchiaino di sale

2 tazze di fiocchi d'avena a cottura rapida, non cotti

1 tazza di uvetta

Istruzioni:

Preriscaldare il forno a 350°F. Unire lo zucchero di canna e la margarina in una ciotola e mescolare con un cucchiaio. Aggiungere il sostituto dell'uovo, l'acqua e la vaniglia e continuare a mescolare.

Aggiungere tutti gli ingredienti rimanenti tranne i fiocchi d'avena e uvetta. Mescolare bene. Aggiungere infinei fiocchi d'avena e l'uvetta.

Versare la pasta con cucchiai arrotondati, a 2 pollici di distanza, sulle teglie per biscotti. Cuocere per 9-11 minuti o fino a quando diventa leggermente dorato. Lasciare riposare 1 minuto. Rimuovere dalle teglie, raffreddare completamente prima di servire.

Biscotti vegani al limone

Ingredienti:

2 tazze di farina

2 cucchiaini di lievito in polvere

1/4 di cucchiaino di sale

buccia grattugiata di un limone

1 tazza di zucchero

1/2 tazza di olio vegetale

1/4 tazza di succo di limone fresco

Istruzioni:

Preparare una padella di 9x9 pollici con olio e farina. Preriscaldare il forno a 350°F.

In una ciotola, unire la farina, il lievito, il sale e la scorza di limone grattugiata.

In una ciotola separata, unire lo zucchero e l'olio vegani. Aggiungere il succo di limone e mescolare bene. Aggiungere gli ingredienti umidi a quelli secchi. Mescolare bene. Fare una pastella densa.

Stendere la pastella nella padella.

Cuocere per 30 minuti. Lasciare raffreddare e quindi tagliare in quadrati o barre.

Cheesecakealle noci

Ingredienti:

<u>Frolla:</u>

1/4 di noci pecan (tritate)

3 cucchiai di zucchero grezzo

1 tazza e 1/2 wafer alla vaniglia o cracker vegani

1/4 tazza di margarina (sciolta)

<u>Ripieno:</u>

1 libbra di crema di formaggio vegano

1 tazza di zucchero

2 cucchiai di farina di pasta frolla

3 cucchiai di salsa di mele

1 cucchiaino e 1/2 di vaniglia

1/2 tazza di noci pecan (tritate)

Istruzioni:

Frullare tutti gli ingredienti tranne la margarina. Nella ciotola di miscelazione, aggiungere i wafer e la margarina fusa per inumidire. Mettere la miscela in una tortiera rotonda, premendo verso il basso per coprire l'intera padella.

Cuocere a 350°F per 6 minuti. Togliere dal forno.

Mescolare la crema di formaggio vegano e zucchero in una ciotola. Mescolare la farina, aggiungere lentamente la salsa di mele. Mescolare con la vaniglia e noci pecan.

Mescolare tutti gli ingredienti bene. Versare la miscela nella frolla di wafer e infornare a 350°F per 1 ora. Guarnire la parte superiore dellacheesecake con l'altra metà di pecan.

Biscotti banana e cocco

Ingredienti:

2 banane, schiacciate

1 cucchiaino di estratto di vaniglia

1/2 tazza di zucchero

1/2 tazza di olio vegetale

3 cucchiaini di latte di soia

1 tazza di farina

1 cucchiaino di bicarbonato di sodio

1 cucchiaino di cannella

1 tazza di fiocchi d'avena

1 tazza di cocco grattugiato

Istruzioni:

Preriscaldare il forno a 350°F e oliare leggermente una teglia. Nel frullatore / robot da cucina, mescolare insieme purea di banane, vaniglia, zucchero, olio e latte.

In una grande ciotola, setacciare la farina, il bicarbonato e la cannella. Mescolare i fiocchi d'avena e poi unire bene la miscela di banana.

Unire in cocco grattugiato. Scolare le porzioni di un cucchiaio sulla teglia per biscotti preparata e infornare per 15-20 minuti.

Torta al limone

Ingredienti:

1 tazzae3/4 di farina

1 cucchiaino di lievito per dolci

1/2 cucchiaino di sale

1 limone grande

1/2 tazza di margarina (sciolta)

1 tazza di zucchero di canna

2 sostituti delle uova

2/3 tazza di latte di soia

1/2 cucchiaino di vaniglia

1/4 tazza di zucchero a velo

Istruzioni:

Preriscaldare il forno a 350°F.

Mescolare gli ingredienti secchi (eccetto zuccheri). Grattugiare finemente la buccia di limone e mescolarla. Per la glassa, spremere il succo dei limoni in una piccola ciotola, mescolare con zucchero a velo e mettere da parte.

Sbattere la margarina e lo zucchero di canna insieme, aggiungere i sostituti dell'uovo e la farina e il latte di soia. Aggiungere la vaniglia e mescolare bene. Versare in una padella unta e infornare a 350°F per un'ora.

Lasciare raffreddare per almeno 20 minuti, girare su un griglia di raffreddamento e irrorare con glassa.

Torta glassata al cioccolato e al lampone

Ingredienti:

1 tazza e 1/2 di farina

1/3 di tazza di cacao in polvere non satinato

1/2 cucchiaino di bicarbonato di sodio

1/2 cucchiaino di sale marino

1 tazza di zucchero di canna

1/2 tazza di olio di vinaccioli

1 tazza di caffè preparato freddo

2 cucchiaini di estratto di vaniglia

2 cucchiai di aceto di sidro di mele

<u>Glassa al cioccolato e lampone:</u>

2 once di cioccolato fondente non zuccherato

1/4 tazza di lamponi freschi, schiacciati

3 cucchiai di acqua

1 cucchiaino di estratto di vaniglia

1 tazza di zucchero a velo

<u>Copertura sopra la glassa:</u>

1 tazza di lamponi freschi

1/2 tazza di gocce di cioccolato fondente

Istruzioni:

Preriscaldare il forno a 375°F. Spalmare l'olio di cocco sulla teglia per evitare che si attacchi.Setacciare la farina, il cacao, il bicarbonato, il sale e lo zucchero. In un'altra ciotola, unire olio, caffè e vaniglia. Versare il liquido al secco e mescolare fino a che non diventa liscio.Aggiungere l'aceto e mescolare brevemente; il bicarbonato inizierà a reagire con l'aceto. Versare rapidamente la pastella nella padella preparata.Cuocere per 25-30 minuti. Lasciare raffreddare leggermente la torta prima di aggiungere la glassa.In una casseruola pesante, sciogliere il cioccolato a fuoco basso o medio. Una volta completamente sciolto, togliere dal fuoco e mescolare in purea lamponi, acqua e vaniglia. Mescolare lo zucchero a velo. Spalmare la glassa sulla torta raffreddata.Coprire il tutto con lamponi interi e cospargere con scaglie di cioccolato non caseari.

Biscotti allamelassa

Ingredienti:

3/4 tazza di farina

1/2 tazza di zucchero

2 tazze di fiocchi d'avena

1/2 cucchiaino di bicarbonato di sodio

1/2 cucchiaino di lievito in polvere

1/2 cucchiaino di sale
1/3 tazza di salsa di mele
1/4 di tazza di sciroppo d'acero
1/4 tazza di melassa
1 cucchiaio di vaniglia
Sostituto d'ovo equivalente a 1 uovo
1 - 1 1/2 tazze di albicocche secche tritate
1/2 tazza di cocco grattugiato
1 cucchiaio di olio vegetale

Istruzioni:

Preriscaldare il forno a 350°F. Unire la farina, i fiocchi d'avena, lo zucchero, il bicarbonato, il lievito e il sale. Mescolare bene.

In una ciotola separata, unire la salsa di mele, lo sciroppo, la melassa, la vaniglia e la sostituzione delle uova. Aggiungere un cucchiaio di olio.

Unire gli ingredienti umidi e secchi e aggiungere albicocche e cocco.

Lasciare cadere delle cucchiaiate su una teglia unta, appiattendo leggermente. Cuocere per 15-20 minuti fino a quando non diventa solido.

Parte 2

Introduzione

Il vegano indulgente è un libro di ricette per dessert creato per mostrare quanto sia creativo un vegano quando si tratta di dolci. Se segui una dieta a base vegetale o conosci qualcuno che lo fa, ti sembra a volte difficile trovare le ricette per un dessert memorabile? Questo libro è stato scritto usando fantastici ingredienti vegani, per mostrarti quanto facilmente si possano ottenere sapori sublimi quando si assembla un dessert a base vegetale. Tifarà domandare come mai i dessert vegani possono essere considerati sani o difficili. Le diete vegane sono qui per rimanere; hanno dimostrato di essere migliori per la nostra salute, per l'ambiente e per il nostro futuro. Ma questo significa che devi rifiutare un budino dopo il tuo pasto principale perché non c'è niente di particolarmente stimolante, o niente di disponibile !? Non piace a tutti avere questo strano trattamento di tanto in tanto?

Mangiare fuori, intrattenersi e semplicemente essere un po' indulgenti sono attività che piacciono a tutti, indipendentemente dalla dieta che stiamo seguendo. Con i vegani in aumento, anche se non lo sei tu stesso, non passerà molto tempo prima di conoscerne qualcuno. Intrattenere un vegano sarà molto meno scoraggiante con queste ricette a portata di mano e non sarà necessario offrire di nuovo i dessert "vegani" e "non vegani".

L'indulgenza può essere vissuta in tutte le diete ei vegani non fanno eccezione. Con alcune fantastiche descrizioni di ricette e metodi semplici per ogni ricetta, continua a leggere e lasciati ispirare perriempire la ciotola di un vegano!

Desserts caldi e confortevoli

Pane caramellato e budino al burro marrone

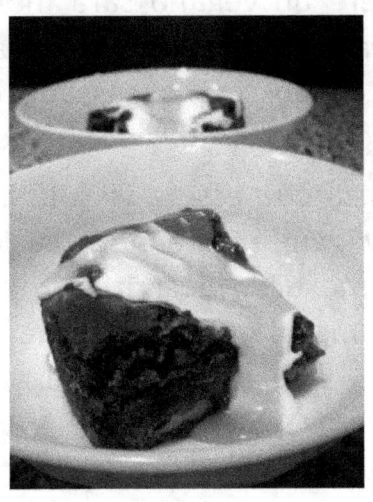

Una buona pagnotta vegana può essere difficile da trovare, quindi qualunque cosa tu faccia, se ne hai una e non la usi abbastanza, prima che diventi stantia, concediti questo dolce! Crea il fondente in anticipo e fai un doppio batch se ti senti come se avessi bisogno di un po'di caramello per un giorno di festa un'altra volta.

Dosi per: 6

Tempo di preparazione: 25 minuti, più l'ammollo e il raffreddamento

Tempo di cottura: 45 minuti

ingredienti

Per il caramello

- 1 tazza di sciroppo d'acero
- 1 cucchiaio di estratto di vaniglia

Per il budino

- 9-10 fette spesse di pane vegano (più è stantio, meglio è)
- 3 tazze di latte di mandorle
- 2 cucchiai di crema di soia
- 5 cucchiai di amido di mais
- ½ tazza di burro vegano
- 1 cucchiaio di zucchero di canna scuro
- ½ tazza di zucchero di canna chiaro
- 1 cucchiaio di estratto di vaniglia
- 1 cucchiaino di cannella

Istruzioni

Per fare il dolce, riscalda lo sciroppo d'acero in una casseruola dal fondo pesante finché il termometro dello zucchero non raggiunge 110° C/235° f. Mescolare di tanto in tanto. Togliere dal fuoco e senza mescolare, lasciare che la temperatura si riduca a 80° C/175° F. Quindi iniziare a mescolare energicamente, battendo bene per circa 5-10 minuti. Il mix diventerà più cremoso. Aggiungere l'estratto di vaniglia. Versare in una piccola teglia e lasciar raffreddare. Tagliare a pezzi piccoli, pronti all'uso per il budino. Puoi preparare questa parte di budino fino a 2 settimane prima.

Per fare il budino, ungere un piatto medio resistente al forno o una casseruola poco profonda. Spezza i pezzi di pane. Ammorbidire leggermente il burro e aggiungere lo zucchero di canna scuro. Imburrare i pezzi di pane con il burro. Posare nel piatto, cospargere i pezzetti di caramello tra le fette, come vuoi. Conservane un po' per dopo.

In una casseruola, metti il latte, la panna, la vaniglia e la cannella fino a cottura. Aggiungere ½ tazza d'acqua all'amido di mais in una ciotola separata e mescolare fino a lisciatura. Aggiungere al latte bollente e mescolare costantemente fino ad addensamento. Versare la crema pasticcera sul pane e il caramello. Lasciare in ammollo a temperatura ambiente per 30-45 minuti, quindi cospargere il restante caramello sopra.

In un forno preriscaldato, cuocere il budino a 180 ° C / 350 ° F / gas 4 per 45 minuti fino a cottura, rigonfiamento e caramellizzazione sulla parte superiore. Servire in piatti di budino con un vortice di cocco o crema di soia per un vero abbraccio in una ciotola!

Budino al riso al caramello e noci

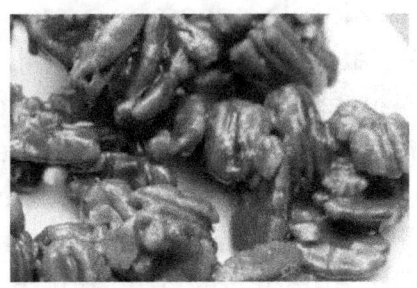

Nei mesi più freddi, un grande budino di riso è una vera bestia dopo una giornata umida e buia. Il solito latte è stato sostituito dal latte di mandorle per questo dessert vegano, ma se lo desideri puoi usare una varietà diversa di latte. Per rendere il tutto un po'più lussuoso, sono stati aggiunti alcuni extra. Trova delle eleganti ciotole o piatti e avrai un comfort cremoso adatto a un re o una regina.

Dosi per: *6*

Tempo di preparazione: *15 minuti*

Tempo di cottura: *50-60 minuti*

Ingredienti

- 4 tazze di latte di mandorle (versione non zuccherata)
- 1 tazza di riso Arborio o altro riso bianco a grana corta.
- 1 cucchiaino di estratto di vaniglia
- ½ tazza di zucchero di canna chiaro
- 3 cucchiai di soia "monodose" o 1 cucchiaio di crema vegana per caffè
- 1 tazza di datteri tagliati
- 1 cucchiaio di sciroppo d'acero
- ½ tazza di acqua
- 1 tazza di noci

Istruzioni

Versare il latte in una casseruola e aggiungere l'estratto di vaniglia. Mescolare il riso e lo zucchero e portarlo a ebollizione. Lasciare cuocere lentamente, senza coperchio per 30-40 minuti, mescolando spesso per evitare che si attacchi o bruci.

Nel frattempo, in una padella, tostare le noci e lasciarle da parte.

Mettere i datteri, l'acqua e lo sciroppo d'acero in una piccola casseruola e portare a ebollizione. Cuocere per 15-20 minuti fino a quando i datteri e l'acqua sono sciropposi e spessi. Rimuovi dal fuoco. Prendi un frullatore a mano e mescola il composto finché non è liscio e ben combinato.

Aggiungere lo zucchero e la panna al riso e continuare a mescolare spesso per altri 15-20 minuti fino a quando il latte non è assorbito e il budino di riso è molto denso e cremoso.

Dividi il budino tra 8 belle ciotole. Guarnire ciascuno con un po'di salsa al dattero/caramello e girare delicatamente la parte superiore di ogni budino di riso. Cospargere le noci tostate e gustare caldo.

Mela scomposta

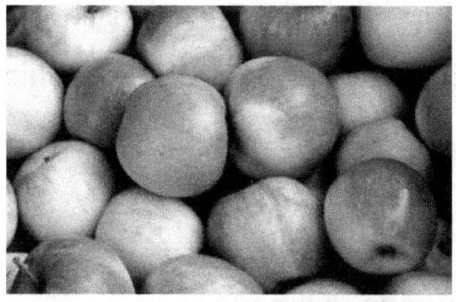

Questo è uno sciropposo dessert al limone e alle mele che è meraviglioso servito con una crema di mandorle fatta in casa. Potresti usare le mele in questa ricetta, ma potresti voler regolare leggermente lo zucchero. Questo è un delizioso dessert di mele speziate per tutte le diete.

Dosi per: 6

Tempo di preparazione: 20 minuti

Tempo di cottura: 30 minuti

Ingredienti

- 2 tazze di farina autoadescante
- 1 cucchiaino di lievito per dolci

- ¼ di tazza di burro vegano
- 2/3 tazza di latte di mandorla
- 3 mele da cucina medie
- 1 cucchiaio di zucchero di canna chiaro
- ½ cucchiaino di spezie miste
- 1 cucchiaino di cannella
- ½ cucchiaino di noce moscata

Per lo sciroppo di limone

- 2 limoni
- 2 cucchiai di sciroppo d'acero
- 1 cucchiaio di burro vegano
- zucchero semolato a ½ tazza
- ¾ tazza d'acqua

Istruzioni

Togliere la buccia dal limone e spremere il succo in una casseruola. Aggiungere lo sciroppo d'acero, il burro, lo zucchero e l'acqua nella padella e scaldare delicatamente con la scorza di limone. Mescolare di tanto in tanto fino a quando lo zucchero non si è sciolto. Mettere da parte.

In una ciotola, strofinare il burro vegano nella farina e nel lievito fino a renderlo simile alle briciole di pane. Mescolare nel latte (o quanto è necessario per fare una pasta ferma). Arrotolare l'impasto in una forma spessa 8 "quadrata, ¼". Usa della farina extra se necessario.

Sbucciare e cuocere le mele e affettare sottilmente. In una ciotola, mescolare la mela con le spezie e lo zucchero. Spargere sopra la pasta e poi arrotolare. Tagliare il rotolo con un coltello affilato in fette e poi disporre in una casseruola imburrata. Rimuovere la scorza di limone dallo sciroppo e versare sopra la parte superiore dei rotoli nel piatto.

Cuocere in forno preriscaldato a 375 ° F per 30 minuti finché non è dorato e ben cotto.
Servire con un gelato alla vaniglia a base di soia o crema di mandorle.

Marmellata cotta RolyPoly

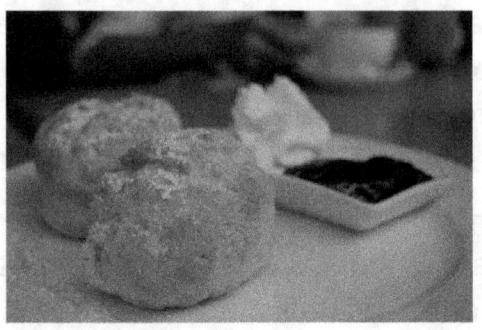

Ok, questo potrebbe non essere un dolce per tutti i giorni, infatti, è solo per una strana occasione. Con l'aggiunta della sugna vegetale, questo dolce è sicuramente un "budino" e può portare alla sensazione di essere stato davvero coccolato.

***Dosi per:** 6*

***Tempo di preparazione:** 10 minuti*

***Tempo di cottura:** 30-35 minuti*

Ingredienti

- 2 tazze di farina autoadescante
- Pizzico di sale
- 1 tazza di strutto vegetale

- 8 cucchiai d'acqua
- 5 cucchiai di marmellata - scegli una buona qualità tra i tuoi gusti preferiti
- Latte di mandorle per glassare
- Zucchero semolato per glassa
- 2 cucchiai di scaglie di mandorle

Istruzioni

Mescolare la farina, il sale e la sugna insieme e poi mescolare nell'acqua. Usare tutto il necessario per creare un impasto morbido. Stendere su una superficie infarinata in un rettangolo di circa 8"x 12" di dimensione.

Riscaldare la marmellata per creare una consistenza più morbida. Distribuire sull'impasto lasciando un bordo da ½ "intorno all'esterno. Spennellare il bordo con il latte di mandorla. Arrotolare e sigillare i bordi premendo con forza su di essi. Spennellare con il latte e cospargere lo zucchero semolato e le mandorle a scaglie.

Cuocere il rotolo su una teglia unta in forno preriscaldato a 200° C/400° F/gas 6, per 30-35 minuti fino a quando diventa dorato e gonfio. Servire con una crema di cocco o latte di mandorle.

Gnocchi allo sciroppo

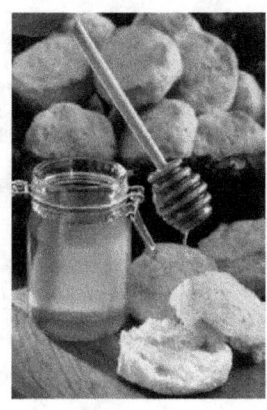

Se hai mai avuto un giorno in cui ti sentiviinfreddolito, bagnato, arrabbiato, o semplicemente un po' ansioso, uno gnocco allo sciroppo, cotto in un latte dolce, servito con il miglior gelato non caseario che riesci a trovare, potrebbe darti un sorriso prima di andare a letto.

Meglio ancora, portalo a letto con un buon libro e dimentica il giorno passato!

Ingredienti

- 2 tazze di farina autoadescante
- pizzico di sale
- ¼ tazza di burro vegano
- circa 3 cucchiai di acqua fredda
- 4 cucchiai di sciroppo d'oro, riscaldato
- circa 300 ml di latte di cocco, mandorle o avena
- 2 cucchiai di sciroppo d'acero
- 1 cucchiaio di zucchero di cocco

Istruzioni

Mescolare il sale e la farina insieme e strofinare nel burro vegano fino a quando non assomiglia a briciole di pane. Mescolare nell'acqua fredda (o abbastanza per fare un impasto) e stendere l'impasto in un lungo rettangolo. Spazzolare lo sciroppo d'oro e arrotolare come un rotolo svizzero. Mettere in una casseruola imburrata.

Mescolare lo sciroppo d'acero con il latte e versare sopra l'impasto, abbastanza per arrivare a metà dei lati del budino. Cospargere con lo zucchero di cocco.

Cuocere in forno preriscaldato a 200° C/400° F/gas 6 per 30-35 minuti fino a quando non è gonfio e dorato. Servire con un buon gelato non caseario.

Torte alla ciliegia e alla nocciola

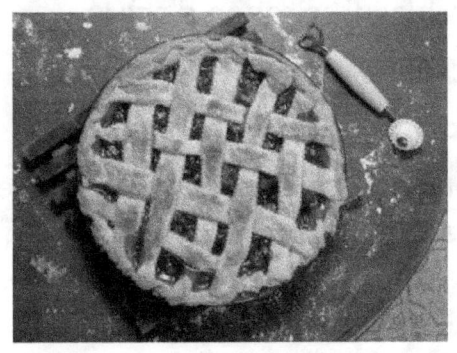

C'è un tempo per usare una lattina di ripieno di torta di ciliegie, e questo è quanto. Un centro dolce e fruttato, racchiuso in una burrosa pasta al burro e nocciole tostate è una vera delizia. Potresti quasi essere perdonato se aggiungi una generosa porzione di crema di cocco nella ricetta successiva.

Dosi per: 6

Tempo di preparazione: 10 minuti

Tempo di cottura: 35-40 minuti

Ingredienti

- 2 fogli di pasta sfoglia vegana
- 1 confezione di torta di ciliegie
- 1 tazza di nocciole tritate
- 2 cucchiai di qualsiasi zucchero che ti piace
- 2 cucchiai di latte di soia, mandorle o riso

Istruzioni

Tostare le nocciole in una piccola padella e mettere da parte.

Stendi i fogli di pasta sfoglia e trova un piatto che ti consenta di tagliare 6 piccoli dischi da ogni foglio.

Disporre gli 8 cerchi di pasta e utilizzare il ripieno di ciliegie per riempire una metà di ogni cerchio. Usando il latte, spazzola intorno all'intero cerchio e poi piega la pasta a metà, per formare un semicerchio. Usando una forchetta, sigilla i bordi, facendo un bel disegno. Spennellare la parte superiore di ogni tortino con il latte. Cospargere con lo zucchero e le nocciole tostate, premendo un po'per attaccare nella glassa.

Mettere su una teglia oleata o foderata e cuocere in forno preriscaldato a 180° C/350° F/gas 4 per 30-35 minuti fino a quando non è gonfio e dorato.

Servire 2 piccole torte a persona, aggiungendo un po'di gelato senza latte con nocciole tostate extra se lo si desidera.

Budino di ananas tropicale e crema di cocco

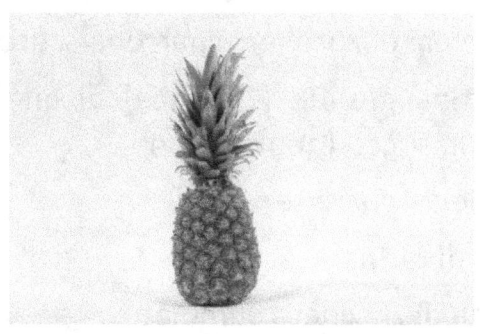

Un budino rivestito di ananas e caramello con una crema cremosa calda versata sopra potrebbe essere un vero toccasana quando si tratta di aver bisogno di un delizioso dessert! Questo è il riscaldamento e il riempimento e si combinerebbe bene con un piatto principale più leggero! Aggiungi alcuni fiocchi di cocco tostati se vuoi, per un po' di croccantezza.

Dosi per: 6

***Tempo di preparazione:** 10 minuti*

Tempo di cottura: *30 minuti*

Ingredienti

- 4 cucchiai di burro vegano
- 4 cucchiai di zucchero marrone scuro
- 1 lattina grande (16 once) di anelli di ananas in succo (non sciroppo)
- 10 ciliegie glassate
- 300 g di farina
- 1 tazza di zucchero semolato
- 1 ½ cucchiaino di lievito per dolci
- ½ tazza di succo d'ananas dalla scatola
- ½ tazza di olio d'oliva o olio di colza
- ¾ tazza di riso, latte di soia o mandorle
- 1 cucchiaio di estratto di vaniglia

Crema di cocco

- 1 x 13,5 once di latte di cocco intero grasso
- 1/3 di zucchero semolato
- 1/3 tazza di amido di mais
- 1 cucchiaio di estratto di vaniglia

Istruzioni

Mescolare il burro vegano con lo zucchero di canna scuro e distribuirlo sul fondo di un piatto soufflé o in una casseruola profonda (che è stata unta). Posizionare gli anelli di ananas su tutto il fondo del piatto e riempire i fori con le ciliegie glassate. Tagliare le ciliegie a metà, se necessario, distribuire uniformemente.

Battere insieme la farina, lo zucchero semolato, il lievito, il succo d'ananas, il latte e l'olio fino a ottenere una pastella liscia. Distribuire sulla parte superiore dell'ananas e delle ciliegie e riporre in forno preriscaldato a 180° C/350° F/gas 4 per 30-35 minuti. Quando è lievitato e leggermente colorato, togliere dal forno e lasciare raffreddare un po'.

In una piccola salsa, scaldare il latte di cocco e l'estratto di vaniglia. Prepara 3 cucchiai del latte da mescolare con l'amido di mais per fare una pasta densa. Quando il latte bolle, aggiungi lo zucchero e mescola finché non si scioglie. Mescolare la pasta e frullare velocemente per 4-5 minuti fino a quando la crema pasticcera inizia ad addensarsi.

Per servire, unire il budino e invertirlo, in modo da poter vedere sopra l'ananas e le ciliegie. Dividere la crema pasticcera sopra i dessert e servire immediatamente.

Dolci al cioccolato indulgenti

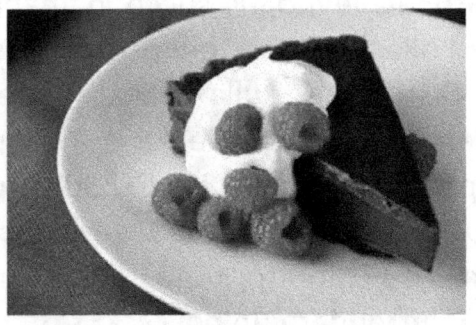

Crostata al cioccolato e lamponi

I lamponi e il cioccolato fondente e amaro sono una combinazione meravigliosa. Questa crostata può davvero essere glassata fino a diventare un ottimo dessert per la cena con qualche aggiunta di frutta fresca, zucchero e stoviglie eleganti. Usa una tortiera rettangolare o una rotonda per creare forme diverse da servire. La salsa al lampone taglia bene la dolcezza di questo dolce e crea un ottimo piatto bilanciato.

Dosi per: 6

Tempi di preparazione: 15 minuti

Tempo di cottura: 15 minuti più raffreddamento

Ingredienti

- biscotti digestivi vegani da 5 once
- burro vegano 3 once
- 2,5 once zucchero marrone chiaro
- ½ tazza di crema di cocco da una lattina
- 5 once di cioccolato fondente
- 1 cucchiaio di sciroppo d'acero
- 1 tazza di lamponi

Salsa

- 1 tazza di lamponi
- 1 cucchiaio di zucchero a velo

Istruzioni

In un robot da cucina o in un sacchetto di plastica, schiaccia i biscotti digestivi. In una casseruola, sciogli il burro vegano e lo zucchero di canna insieme finché lo zucchero non si è sciolto. Mescola le briciole di biscotti fino a quando non sono amalgamati.

Premi su una crostata a fondo libero (circa 8 pollici), che è stata unta. Metti in frigo fino ad indurimento.

Per preparare il ripieno, riscalda la crema di cocco in una casseruola. Aggiungi lo sciroppo d'acero e il cioccolato e scaldalo delicatamente fino a quando non si scioglie e si combina bene. Lascia raffreddare fino a raggiungere la temperatura ambiente.

Rimuovi la base della torta dal frigo. Cospargi i lamponi sulla base della torta e poi versa il composto di cioccolato. Raffredda in frigo.

Per preparare la salsa, metti i lamponi e lo zucchero a velo in un robot da cucina o frullatore e mescola fino a purea. Passa questa salsa attraverso un setaccio fine e conserva in frigorifero fino al momento di servire.

Per placcare, taglia a pezzi. Servi con lamponi freschi, foglie di menta e una spolverata di zucchero a velo o polvere di cacao.

Tortino al cioccolato con salsa di cioccolato

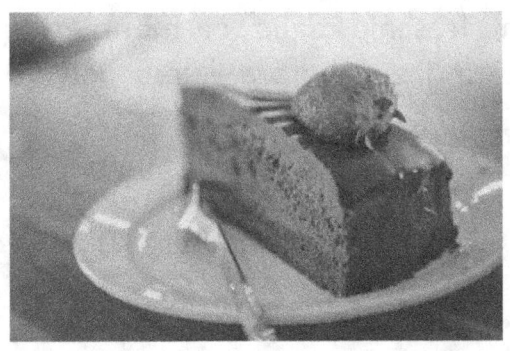

Una spugna morbida, ma allo stesso tempo umida e leggera è una vera delizia e questa ricetta è infallibile. Realizzato con acqua di mare (acqua di ceci) e olio di cocco, sarà difficile dire che questa spugna è prodotta senza l'agente legante di un uovo.

Servire freddo o caldo, è un dolce delizioso per ogni occasione.

Dosi per: *8*

Tempi di preparazione: *15 minuti*

Tempo di cottura: *30 minuti*

Ingredienti

- 1 lattina da 8 once di acqua di ceci
- ¾ tazza di zucchero a velo
- 1 cucchiaino di lievito per dolci
- 1 cucchiaio di polvere di cacao
- 1 tazza di farina autoadescante
- 1 cucchiaio d'olio di cocco
- ½ tazza di latte di mandorla

Salsa

- 4 once di cioccolato fondente
- ¼ tazza di latte di cocco o di mandorle
- 1 cucchiaio di burro di mandorle

Istruzioni

Sbatti l'acqua di ceci con lo zucchero a velo fino a renderla bianca e spumosa. Incorpora la farina, il lievito e la polvere di cacao. Mescola delicatamente l'olio di cocco e il latte nella pastella e versa in una tortiera da 7".

Metti in forno preriscaldato a 350° F per 30 minuti, fino a quando non è cotto. Lascia raffreddare nella latta e rimuovi in una gratella.

Fai la salsa mettendo i tre ingredienti in una piccola casseruola e sciogli delicatamente insieme. Lascia raffreddare e addensare, quindi versa sopra la teglia raffreddata sullo scaffale. Disponi con cura su un piatto da portata e gusta.

Torta al cioccolato in pozzanghera

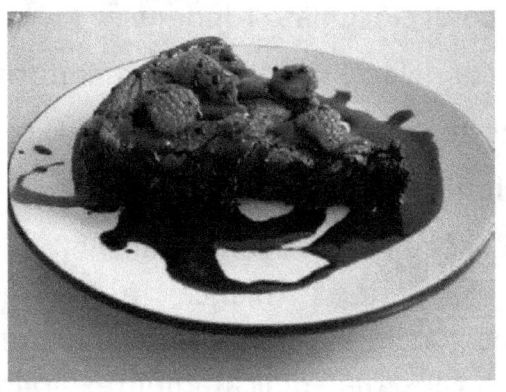

Questo è un budino tradizionale che sembra piuttosto strano come va nel forno. Può sembrare un po'strano versare acqua bollente sopra la parte superiore, ma quando cuoce si trasforma in un budino sciolto, appiccicoso, al cioccolato, caldo e glorioso. Shh ... non c'è bisogno di dire se è senza latticini!

Dosi per: 6 persone affamate
Tempi di preparazione: 10 minuti
Tempo di cottura: 45 minuti

Ingredienti

- 1 tazza di farina
- 2 cucchiaini di lievito in polvere
- 3 cucchiai di sciroppo d'acero
- 1 ¼ tazze di zucchero
- ½ tazza di polvere di cacao
- 1 cucchiaino di estratto di vaniglia
- 1/3 di tazza di burro vegano
- ½ tazza di latte di mandorla
- 2 cucchiaini di caffè in polvere
- 1 cucchiaino di polvere di cacao, extra
- 1 ¼ tazze di acqua bollente

Istruzioni

Mescola la farina, il lievito, il cacao in polvere e lo zucchero bianco insieme. Sciogli il burro vegano e sbatti la farina con lo sciroppo d'acero, il latte e l'estratto di vaniglia. Metti la pastella in una casseruola unta.

Mescola l'acqua bollente con la polvere di cacao e caffè. Versa sopra la parte superiore del budino.

Cuoci in forno preriscaldato a 350° F per 40-45 minuti fino a quando non è croccante sulla parte superiore. Servi con un gelato alla vaniglia non caseario.

Budino al cioccolato caldo

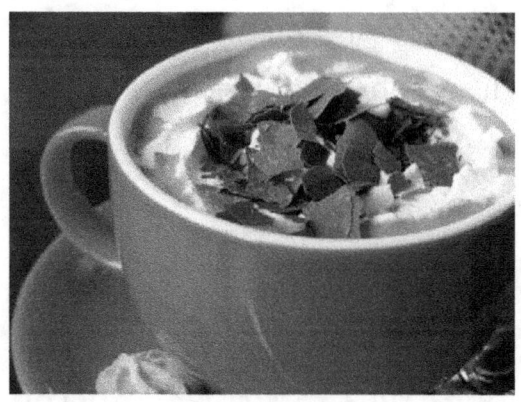

Questa è pura indulgenza per quando non vuoi condividere un budino e vuoi il tutto per te! Ne fa una porzione più grande di quella giusta, quindi sentiti libero di lasciare il resto in frigo e mangiarlo freddo il giorno dopo!

Dosi per: 2-3

Tempi di preparazione: 5 minuti

Tempo di cottura: 6 minuti (microonde, o più a lungo sul fornello)

Ingredienti

- 1/3 di tazza di semolino

- 1 cucchiaio di polvere di cacao
- 2/3 tazze di latte di cocco alle mandorle
- 1 cucchiaino di vaniglia extra
- 1oz di zucchero bianco
- Crema di soia – opzionale

Istruzioni

Mescola la polvere di cacao con il semolino. Versa una piccola quantità di latte sopra il semolino e mescola per formare una pasta. Incorpora gradualmente il resto del latte. Incorpora l'estratto di vaniglia e mettilo in una ciotola per microonde. Riscalda completamente per 4 minuti e quindi mescola bene.

Cuociper altri 2 minuti e incorpora lo zucchero. Lascia riposare per altri 2 minuti. Aggiungi un po'di latte o crema di soia, se vuoi, per rendere la consistenza che ti piace. È anche possibile mescolare questo in una casseruola sul fornello per 15-20 minuti fino a cottura.

Versa nelle tazze da caffè e gustare davanti al fuoco. In alternativa, versa subito una tazza fuori per mangiare e riponi altre due porzioni in stampini nel frigorifero: si trasformeranno in una consistenza simile a una crema pasticcera e sono deliziose fredde.

Brownie al cioccolato

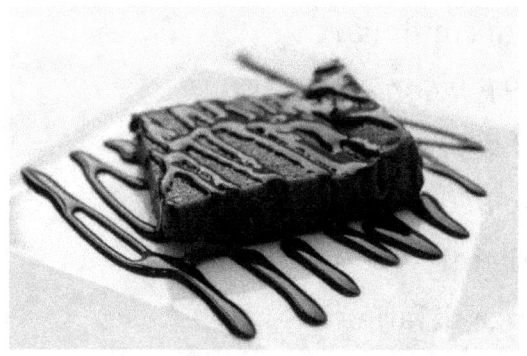

Una buona ricetta infallibile per un biscotto al cioccolato è una cosa davvero speciale. Questa ricetta particolare è appiccicosa e morbida, (senza latticini ovviamente) e come dovrebbe essere un biscotto.

Il brownie è così versatile, potresti:

- mangiarlo direttamente dal forno,
- abbellire tagliando cerchi eleganti, aggiungere una salsa e una crema da latte per un dessert per una cena,
- sminuzzare e servire con sorbetti surgelati e gelati senza latte per un gelato,
- cuocere in regalo,
- tagliare le briciole e usare per fare un gelato al brownie.

E la lista continua!

Dosi: *9 Porzioni*

Tempi di preparazione: *5 minuti*

Tempo di cottura: *35 minuti*

Ingredienti
- ½ tazza di farina
- ½ tazza di polvere di cacao
- ½ gocce di cioccolato vegano
- 1 cucchiaino di lievito per dolci
- 1 cucchiaio d'estratto di vaniglia
- Sciroppo d'acero in tazza da ½ tazza
- ½ tazza di salsa di mele non zuccherata
- ½ tazza di zucchero di canna chiaro

- 2 cucchiai di semi di lino + 6 cucchiai di acqua calda
- 1 tazza e ½ tazza di burro di mandorle

Istruzioni

Mescola i semi di lino con l'acqua e metti da parte fino a che non sia denso.

Mescola il resto degli ingredienti e aggiungi i semi di lino.

Versal'impasto in una teglia unta (9"x 9") e riponi in forno preriscaldato a 180 ° C / 350 ° F / gas 4 per circa 30 minuti fino a quando la parte superiore è incrostata e i bordi si restringono. Lascialo raffreddare nella scatola e dividilo in 9 pezzi.

La migliore Mousse al cioccolato

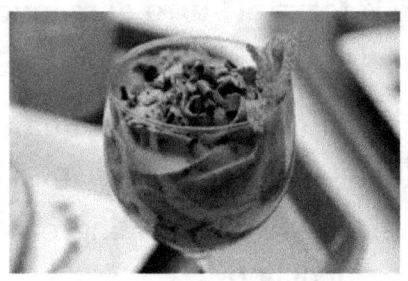

Leggero, arioso, soffice e senza uova? È questa magia? Questo dessert è pura eleganza e se servito in bicchieri piuttosto grandi, può essere un ottimo dessert per la cena. Servire con frutta fresca e una spruzzata di crema al cocco e se ti senti un po'sfacciato, mescola un po' della tua bevanda preferita alla miscela prima di abbuffarti.

Se servi ai bambini, trova delle tazze colorate, una selezione di dolci e un budino per le feste di compleanno che tutti ameranno.

Dosi per: *4*

Tempi di preparazione: *15 minuti, più raffreddamento*

Ingredienti

- 1 lattina di acqua di ceci
- Cioccolato fondente vegano da 3,5 once
- 2 cucchiai di zucchero a velo

Istruzioni

Metti l'acqua di ceci in una ciotola pulita e sbatti fino a farlo schiumare come un albume. Continua così com'è, diventa davvero bianco! Sopra una padella di acqua bollente, sciogli il cioccolato. Aggiungi una piccola quantità all'acqua di ceci montata e piega delicatamente. Aggiungi gradualmente il resto e piega lo zucchero a velo, facendo attenzione a non far uscire eccessivamente l'aria.

Dividi tra 4 bicchieri e raffredda per almeno 2-3 ore.

Pane alla banana e cioccolato

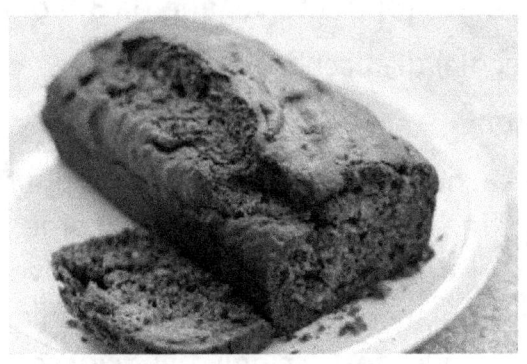

Le banane mature sono la mano della natura nel creare dolcezza non raffinata e qualità eccellenti. Tieni questo avvolto e durerà per una buona settimana, diventando più umido di giorno in giorno. Servi affettato con una quenelle di gelato non caseario, salsa di cioccolato e noci tostate se desideri ottenere questo per gli ospiti.

Dosi per: *8*

Tempi di preparazione: *10 minuti*

Tempo di cottura: *1 ora*

Ingredienti

- 3 banane mature
- 1 cucchiaio di semi di lino
- 3 cucchiai d'acqua
- 1 tazza di farina autoadescante
- 1 cucchiaino di lievito per dolci
- 2 cucchiai di polvere di cacao
- un pizzico di sale
- 1/3 tazza di olio di cocco fuso
- ½ tazza di zucchero di canna chiaro
- 4 once di gocce di cioccolato vegano

Istruzioni

Mescola i semi di lino con l'acqua e lascia da parte per 15 minuti. Mescola tutti gli ingredienti insieme, compresa la pasta di semi di lino.
Disponi in una latta da forno da 1 litro.
Cuoci in forno preriscaldato a 180° C /350° F per 55-60 minuti. Copri se necessario, per evitare che la pagnotta si bruci prima di cuocere al centro. Utilizza uno spiedino per controllare se è cotto.
Raffredda nella lattina e rimuovi. Taglia e mangia!

Nel Mood per le torte

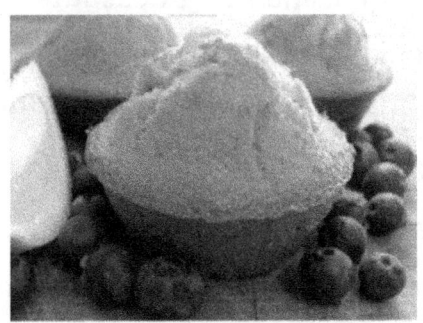

Tortino al mirtillo e limone

Questo dessert si complimenta con qualsiasi portata principale. A seconda della stagione, potresti cambiare i mirtilli per eventuali altre bacche o frutti che potresti avere a portata di mano, compresi quelli congelati. Questo potrebbe essere servito da solo, con un gelato di soia congelato, o con la ricetta di crema di cocco, o anche con la ricetta Budino all'ananas tropicale.

Dosi per: 8

Tempi di preparazione: 10 minuti

Tempo di cottura: 40 minuti

Ingredienti

- ¾ tazza di zucchero semolato
- 2 tazze di farina autoadescante
- ½ cucchiaino di bicarbonato di sodio
- ½ cucchiaino di lievito per dolci
- 1 tazza di latte di mandorla, latte di soia o latte di riso
- ½ tazza di olio d'oliva o olio di colza
- 1 cucchiaino di essenza di vaniglia
- 1 limone, succo e buccia
- 1 tazza di mirtilli (o altra bacca) + un extra per servire

Glassa

- 1 limone, succo e buccia
- 1 tazza di zucchero a velo
- 1 cucchiaio di latte di mandorla, latte di soia o latte di riso

Istruzioni

Mescola insieme gli ingredienti secchi. Crea un buco al centro e versa l'olio, il latte, la vaniglia, il succo di limone e la scorza di limone. Mescola bene e poi ripiega le bacche.

Versa il composto in una teglia quadrata foderata. Metti in forno preriscaldato a 180° C / 350 ° F / per 30-35 minuti, fino a lievitazione e leggera doratura. Togli dal forno e lascia raffreddare.

Mescola il limone, lo zucchero e il latte a sufficienza per fare una glassa densa, quindi condiscilo sulla torta raffreddata, lasciandola scorrere sui lati.

Servi da solo, o con bacche extra, soia o gelato al cocco, o una crema di cocco per una serata più fredda.

Panetti alla ciliegia e crema

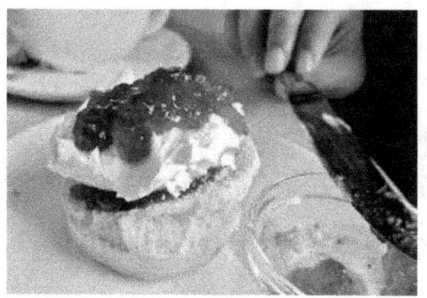

Una classica ricetta per il tè pomeridiano che potrebbe essere facilmente aggiunta alla fine di una cena con una presentazione raffinata. La crema coagulata qui è la fedele crema montata al cocco e con l'aggiunta dell'estratto di vaniglia, ha un delizioso sapore confortante che si presta così bene ad una focaccina!

Dosi per: 8

Tempi di preparazione: 15 minuti

Tempi di cottura: 20 minuti

Ingredienti

- 3 ¼ tazze di farina

- 1/3 tazza di zucchero semolato
- ¼ tazza di burro vegano
- Pizzico di sale
- ½ tazza di latte di mandorla, come richiesto

Marmellata di ribes nero

- 1 scatola da 8 once di latte di cocco intero
- 2 cucchiaini di zucchero a velo
- 1 cucchiaino di estratto di vaniglia
- Zucchero a velo

Istruzioni

Metti la farina e il burro in una ciotola e strofina il burro nella farina fino a farlo assomigliare alle briciole di pane. Mescola lo zucchero e il sale.

Versa abbastanza latte di mandorle per fare un impasto morbido. Srotola velocemente, cercando di non maneggiare troppo l'impasto, fino a uno spessore di circa 1 ½ ". Utilizzando un tagliapasta, fai 8-10 cerchi e posizionaili su una teglia foderata.

Cuoci in forno preriscaldato a 200° C / 375° F per 20-25 minuti fino a doratura e lievitazione. Raffredda brevemente.

Rimuovi la crema densa dalla parte superiore del latte di cocco e frulla fino a quando diventa denso. Mescola lo zucchero a velo e la vaniglia.

Taglia le focaccine a metà, panna e marmellata, e servi immediatamente. Cospargi con più zucchero a velo. Sono meglio serviti il giorno in cui sono fatti. Puoi riscaldarli nel forno il giorno seguente se vuoi, o congelarli molto bene.

Torta spumosa alla crema e fragole

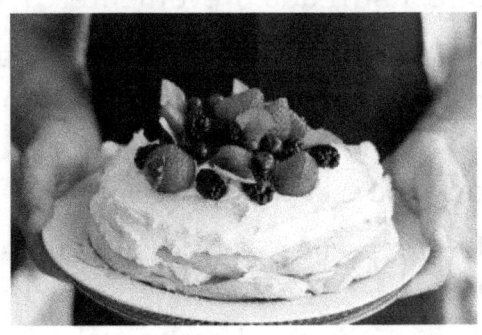

Una torta spumosa alla vaniglia, piena di frutta, marmellata e crema? È possibile per un dessert vegano? Non solo come dessert, questo potrebbe essere servito con un meraviglioso tè pomeridiano, ma è anche ottimo per essere servito dopo un pasto estivo. Le bacche rosse e il ripieno cremoso sembrano così attraentida voler solo infilare la forchetta da dessert!

Dosi per: 8

Tempi di preparazione: 20 minuti

Tempo di cottura: 30 minuti

Ingredienti

- 3 ½ tazze di farina
- 1 tazza e mezza di zucchero semolato
- 2 cucchiaini di lievito in polvere
- 1 2/3 tazze di latte di mandorla, riso o latte di soia
- 2/3 di tazza di olio d'oliva o olio di colza
- 2 cucchiai di estratto di vaniglia

Farcitura

- ½ tazza di marmellata di fragole
- 1 tazza di fragole fresche
- Burro vegano
- ½ tazza di acconciatura vegetale
- ½ tazza di burro vegano
- 6 tazze di zucchero a velo
- 2 cucchiai latte di mandorla/riso o di soia
- 1 cucchiaio di estratto di vaniglia

O panna montata al cocco

- Crema di cocco (presa dalla parte superiore di una scatola fredda di latte di cocco)
- 2 cucchiaini di zucchero a velo

Istruzioni

Per fare la spuma, sbatti l'olio, lo zucchero, la farina, il lievito, il latte e l'estratto di vaniglia e sbatti fino a che liscio.

Ungi 2 barattoli di torta da 8 pollici. Dividi la miscela tra due lattine e cuoci in forno preriscaldato a 180° C/350° F per circa 18-20 minuti. Quando aumenta di volume ed è dorato leggermente, togli dal forno e lascia raffreddare un po'prima di rimuovere il tutto dalla latta. Lascia raffreddare completamente su una gratella.

Se si utilizza la crema al burro, sbatti il burro con lo zucchero a velo e l'estratto di vaniglia, aggiungendo abbastanza latte per ottenere una glassa morbida, cremosa e liscia.

Se si utilizza il latte di cocco, togli la panna e mescola con lo zucchero a velo fino a che non sia denso.

Per assemblare, prendi una spugna e capovolgila su un piatto da portata. Spargi la marmellata sulla base. Affetta le fragole e copri con la marmellata. Spolvera con zucchero in polvere extra e qualche altra fragola fresca se vuoi.Conserva in frigorifero.

Torta al limone e mandorle

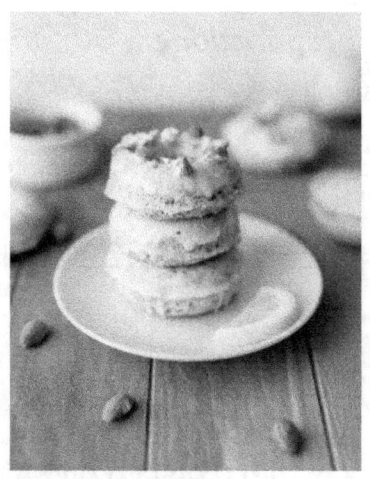

Il limone ha un sapore rinfrescante ed edificante da aggiungere alla fine di un pasto e può essere una buona scelta per coloro che sono un po'meno pazzi per il cioccolato! La cagliata al limone fatta qui può essere utilizzata anche per una varietà di altri dolci/torte. Che ne dici di fare semplicemente della pasta di mandorle e di usare la cagliata al limone come ripieno per creare delle crostate al limone? Spalmare su cracker, biscotti o farli roteare attraverso un semplice gelato o uno yogurt ghiacciato.

Dosi per: 8

Tempi di preparazione: 30 minuti + raffreddamento

Tempo di cottura: 30 minuti

Ingredienti

- 1 tazza e mezza di zucchero semolato
- 2 cucchiaini di lievito in polvere
- 1 1/2 tazze di latte di mandorla, riso o latte di soia
- 2/3 di tazza di olio d'oliva o olio di colza
- 2 limoni

Cagliata di limone

- 2 limoni
- ½ tazza d'acqua
- 1 tazza e mezza di zucchero semolato
- ¾ tazza di amido di mais

- ½ cucchiaino di sale marino
- ¼ di tazza di soia o crema di cocco
- 2 cucchiai di burro vegano ammorbidito
- 1 tazza di mandorle tritate tostate
- 2 cucchiai di crema di cocco presa dalla cima di una lattina fredda di latte di cocco
- 2 cucchiaini di zucchero a velo
- Zucchero in polvere extra da servire

Istruzioni

Per fare la cagliata di limone, succo e la scorza dei limoni. Aggiungi il succo, l'acqua e lo zucchero in una ciotola e frulla molto bene. Aggiungi l'amido di mais a poco a poco, per evitare la formazione di grumi. Versa in una piccola casseruola e scalda la pasta e mescola bene. Aggiungi la scorza di limone e continua a cuocere a fuoco basso per 5-6 minuti fino a ottenere un giallo più scuro e sembrare più lucido. Mescola il burro vegano e cocco o crema di soia. Lascia raffreddare, mescolando di tanto in tanto.

Per fare la torta, succo e la scorza di entrambi i limoni. Batti insieme tutti gli ingredienti, ma riserva la metà del succo di limone.

Dividi tra 2 teglie da forno. Cuoci in forno preriscaldato a 180° C/350° F per circa 20 minuti. Arrivata a doratura, togli dal forno e raffredda un po'nei barattoli. Sali su una gratella per raffreddare completamente.

Monta la crema e lo zucchero di cocco insieme.

Mescola il succo di limone con 1 cucchiaio di zucchero a velo per formare una pasta.

Distribuisci la cagliata di limone raffreddata e addensata sulla base di una delle torte. Guarnisci la parte superiore con cucchiai di crema al cocco. Cospargi con metà delle mandorle tostate. Copri con l'altro strato di spuma e cospargi con la glassa al limone. Cospargi il resto delle mandorle tostate e conserva in frigorifero fino al momento di servire.

Barrette alla mela e al mou

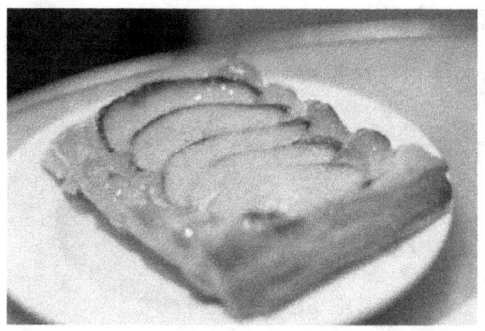

Il caramello, la cannella, le mele e l'avena sono così confortanti in una notte fredda. Il sugo al caramello fatto qui è altrettanto buono da solo, con un gelato, o servito stillicidio con yogurt di soia e muesli croccante fatto in casa.

Dosi per: *12 pezzi*

Tempi di preparazione: *20 minuti*

Tempo di cottura: *45 minuti*

Ingredienti

Salsa al caramello

- 1 ½ tazze di zucchero di canna
- ½ tazza di zucchero semolato

- 3 cucchiai di sciroppo di riso integrale (o utilizzare altri sciroppi che potresti avere)
- 4 cucchiai di burro vegano
- 2 cucchiai di crema di soia
- 1 cucchiaio d'estratto di vaniglia
- 3 cucchiai di farina semplice

Per le barrette

- 2 tazze di farina semplice
- 1 ½ tazza di zucchero di canna
- 1 ¾ tazze diporridge di avena
- 3 cucchiai d'avena
- 1 cucchiaio d'olio d'oliva
- 1 cucchiaino di cannella in polvere
- 1 cucchiaino di bicarbonato di sodio
- 1 tazza 1/3 di burro vegano
- 3 mele
- 3 cucchiai di noci
- 3 cucchiai di scaglie di mandorle

Istruzioni

Prepara la salsa al caramello scaldando insieme gli zuccheri e lo sciroppo in una piccola casseruola. Mescola costantemente a fuoco molto basso, facendo attenzione a non bruciarlo. Quando lo zucchero si è sciolto e si dispone di uno sciroppo denso e liscio, aggiungi il burro, la panna e l'estratto di vaniglia. Metti da parte per raffreddare.

Per fare le barrette, mescola insieme la farina, lo zucchero, l'avena, la cannella e il bicarbonato di sodio. Aggiungi il burro vegano e mescola bene. Prendi 2/3 del mix e premi sul fondo di una piccola teglia, (circa 13 "x 9"). Metti in forno preriscaldato a 180° C / 350° F e cuoci per 10-12 minuti.

Mentre si cuoce la base, sbuccia e cuoci le mele. Taglia a pezzi sottili. Quando la base viene rimossa dal forno, distribuiscila uniformemente sopra la parte superiore.

Aggiungi 3 cucchiai di farina per la salsa al caramello e mescola fino a quando è ben amalgamato. Spargi la salsa al caramello in modo uniforme su tutte le mele e la base.

Con il restante mix di base, aggiungi l'avena, le noci tritate, le mandorle e l'olio.

Mescola e schiaccia per formare una consistenza spessa e cospargi sopra la base, caramello e mele.
Rimetti in forno per altri 25-30 minuti fino a che non diventa croccante e caramellato. Servi con un gelato o una crema pasticcera priva di latticini se ti senti ancora più indulgente!

Brownies di ceci e mandorle

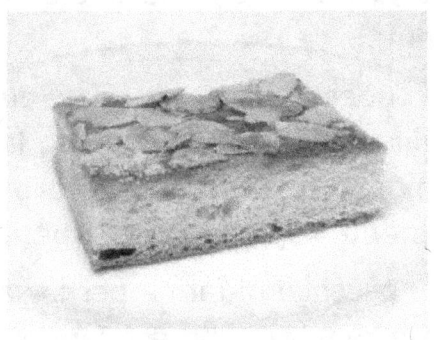

Potresti aver visto brownies fatti con fagioli neri? Bene, è il turno dei ceci ora, e questa è una ricetta per coloro che vogliono un dolce delizioso. Servilo con un gelato e una salsa al caramello o al cioccolato. Sarà incredibilmente buono!

Preparati a mangiarlo caldo direttamente dal forno, perché è davvero delizioso!

Dosi per: *9 fette*

Tempo di preparazione: *5 minuti*

Tempo d cottura: *20 minuti*

Ingredienti

- 1 scatola di ceci da 8 once (conservare l'acqua per altre ricette!)
- ½ tazza di sciroppo d'acero
- ½ tazza di burro di mandorle
- 2 cucchiai di essenza di vaniglia
- 1 cucchiaio di mandorle macinate
- ½ cucchiaino di lievito per dolci
- ½ cucchiaino di bicarbonato di sodio
- 1 cucchiaio di latte di mandorle non zuccherate
- 2 cucchiai di pezzi di cioccolato fondente
- 2 cucchiai di scaglie di mandorle

Istruzioni

Metti tutti gli ingredienti, a parte i pezzetti di cioccolato e le mandorle in scaglie, in un robot da cucina e mescola finché i ceci non sono ben amalgamati. Mescola i pezzi di cioccolato e quindi premi in una piccola teglia (8x8"). Cospargile mandorle in scaglie e cuoci in forno preriscaldato a 200° C / 375° F per 18-20 minuti fino a doratura.

Raffredda nella lattina e taglia 9 fette.

Desserts da frigo

Gelato alla crema

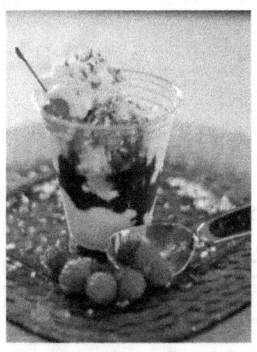

Il gelato è un processo piuttosto lungo quando si tratta di versioni da latte. I vegani hanno un vantaggio qui, perché è un gelato che si può fare in pochi minuti, con una varietà di sapori. Puoi usare la tua immaginazione per apportare modifiche che lo elevino ulteriormente, utilizzando diversi tipi di noci, burro, salse, marmellate e dolci.

Dosi per: 6

Tempi di preparazione: 15 *(più tempo di raffreddamento)*

Ingredienti

Per il gelato alla banana

- 4 banane congelate
- 1 cucchiaio di latte di mandorla
- 1 cucchiaio di sciroppo d'agave o sciroppo d'acero

Per il gelato al cioccolato

- 3 banane congelate
- 1 cucchiaio di latte di mandorla
- 1 cucchiaio di polvere di cacao
- 1 cucchiaio di sciroppo d'agave o sciroppo d'acero

Salsa al cioccolato

- 4 once di cioccolato fondente
- 2 cucchiai di crema di soia o crema di cocco
- 4 wafer per gelato
- 2 cucchiai di pezzi di cioccolato bianco vegano
- 2 cucchiai di biscotti digestivi schiacciati
- 6 ciliegie

Istruzioni

In un robot da cucina, unisci le 4 banane congelate, il latte e lo sciroppo. Quando cremoso, togli dalla ciotola e metti nel congelatore.

Quindi, aggiungi le 4 successive banane, sciroppo, latte e polvere di cacao e lavorale fino a renderle veramente lisce e cremose. Metti nel congelatore.

Sciogli il cioccolato fondente e mescola la crema di soia o la crema al cocco. Lascia in un luogo caldo.

Quando i gelati sono alla consistenza che ti piace, dividi i due sapori tra 6 bicchieri di gelato. Versa sopra la salsa di cioccolato, cospargi i pezzi di cioccolato e le briciole di biscotti. Guarnisci con una ciliegia su ciascun bicchiere.

Riso freddo al cocco e cioccolato

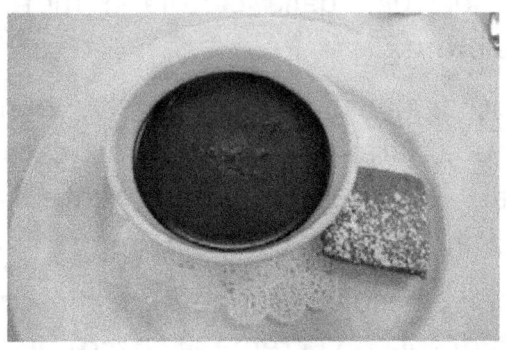

Questo budino di riso è stato trattato con un po' più di attenzione. Avrai bisogno di bicchieri da vino per renderlo più speciale e dovrai anche farlo in anticipo per assicurarti che sia ben freddo prima di versarcelo!

***Dosi per:* 6**

Tempi di preparazione: *15 minuti*

Tempo di cottura: *50-60 minuti (più tempo di raffreddamento)*

Ingredienti

- 4 ½ tazze di latte di cocco
- 1 tazza di riso al latte, riso Arborio o altro riso bianco a grana corta

- ½ tazza di zucchero di cocco
- 1 cucchiaino di sciroppo d'agave o sciroppo d'acero
- 1 cucchiaio di polvere di cacao crudo
- 1 scatola di crema al cocco, refrigerata
- 1 cucchiaino di zucchero a velo
- 4 cucchiaini di cioccolato fondente vegano
- 1 cucchiaino di olio di cocco

Istruzioni

Versa il latte di cocco e il budino di riso in una casseruola e porta a ebollizione. Fai bollire per 40-50 minuti, mescolando di tanto in tanto per evitare che si attacchi.

Quando il riso è quasi cotto, mescola lo zucchero, lo sciroppo e il cacao in polvere. Continua a cucinare. Nel frattempo, versa il latte di cocco acquoso nel budino di riso e metti la crema di cocco addensata e separata in una ciotola separata, riponi poi in frigorifero.

Quando il riso è cotto, lascialo raffreddare rapidamente e conservalo in frigorifero fino a quando non è freddo (almeno 3-4 ore)

Al momento di servire, sbatti il latte di cocco con lo zucchero a velo fino a renderlo denso e succulento. Sciogli 2 oz. di cioccolato in un forno a microonde o sopra una padella calda di acqua e mescola l'olio di cocco* e taglia il cioccolato in piccoli pezzi.

Dividi il budino di riso freddo tra 6 bicchieri da vino. Versa sopra la miscela di cioccolato fuso e olio di cocco. Guarnisci con un bel cucchiaio di crema di cocco in cima e cospargi sopra i pezzi di cioccolato.

Cioccolato di lusso in un bicchiere!

* quando sciogli la cioccolata nel microonde, fallo in brevi raffiche e mescola bene tra una sosta e l'altra. Ciò impedirà al cioccolato delle scottature. Se stai usando una pentola calda di acqua e una ciotola sopra la parte superiore per sciogliere il cioccolato, assicurati sempre che non ci siano spruzzi d'acqua nel cioccolato in quanto ciò potrebbe diventare granuloso.

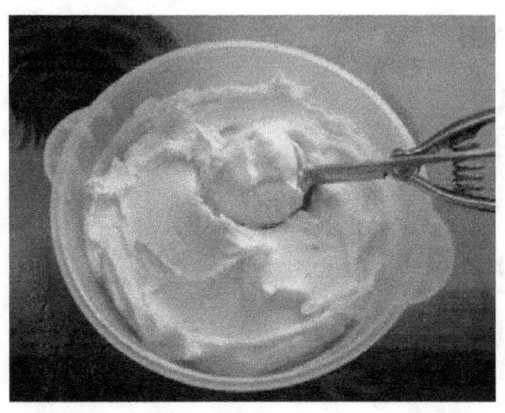

Gelato alla crema tropicale

Ancora una volta, la banana congelata apporta molti benefici a questo gelato vegano. A basso contenuto di grassi, privo di zucchero raffinato, base cremosa, prodotta in pochi minuti. Questa potrebbe essere una scelta abbastanza salutare per un dessert di metà settimana, e soprattutto gradita nei mesi estivi.

Dosi per: *4*

Tempi di preparazione: *15 (più tempo di raffreddamento)*

Ingredienti

- 4 banane congelate
- 1 tazza di pezzi di ananas congelati
- 1 cucchiaio di latte di mandorla
- 1 cucchiaio di sciroppo d'acero
- 2 cucchiai di chips di banana zuccherati
- 3 cucchiai di fiocchi di cocco

Istruzioni

In un robot da cucina, aggiungi le banane, l'ananas, il latte e lo sciroppo e mescola fino a renderlo morbido e cremoso. Servi immediatamente o congela per 20-30 minuti in più per una consistenza più solida.

Tosta i fiocchi di cocco e schiaccia le chips di banana.

Dividi il gelato in 4 ciotole da dessert di ispirazione tropicale (o un semplice stampo in rame se non lo fai). Guarnisci con i fiocchi di cocco e le patatine. Se ne hai uno, un ombrello da cocktail infilato in un pezzo di ananas su ogni porzione farà sembrare tutto super tropicale!

Torta fredda al biscotto

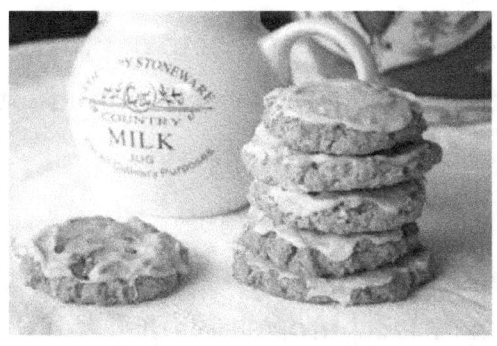

C'è qualcosa di piuttosto speciale in due biscotti avvolti da una grande quantità di gelato. Questa versione utilizza una ricetta per biscotti al cioccolato fondente, che puoi semplicemente cucinare e mangiare come regalo. La ricetta fa più del necessario, quindi tienili in un contenitore segreto da sgranocchiare quando nessuno ti guarda!

Dosi per: *4*

Tempo di preparazione: *20 minuti (+ tempo di raffreddamento)*

Tempo di cottura: *15 minuti*

Ingredienti

- 3 ½ tazze di farina semplice
- 2 cucchiaini di lievito in polvere
- 1 cucchiaino di bicarbonato di sodio
- 1 tazza di scaglie di cioccolato fondente
- 5 cucchiai di grasso vegetale
- 8 cucchiai di burro vegano
- ¾ tazza di zucchero di canna chiaro
- 1 tazza di zucchero semolato
- 1 cucchiaio di estratto di vaniglia
- 3 cucchiaini di semi di lino
- 3 cucchiai di acqua tiepida

Per il gelato

- 2 grandi banane congelate
- 1 cucchiaio di burro di arachidi, liscio

Riempimento

- 1 cucchiaio di burro di arachidi, liscio o croccante

- 1 cucchiaio di zucchero a velo

Istruzioni

In primo luogo, mescola i semi di lino con l'acqua e metti da parte. Unisci il grasso vegetale, il burro vegano e gli zuccheri fino a renderli lisci e cremosi. Sbatti l'estratto di vaniglia e il mix di semi di lino.

Mescola la farina, il lievito, il bicarbonato e le gocce di cioccolato.

Forma 10 stampi biscottati di dimensioni regolari su una teglia e mettili in un forno preriscaldato a 180° C / 350° F per 12-13 minuti fino a quando non saranno leggermente dorate. Lascia su una gratella per raffreddare.

Quando sei pronto per servire, sibila le banane, il latte e il burro di arachidi in un robot da cucina fino a che non diventa liscio. Usa 2 cucchiai per creare 4 palline. Metti nel congelatore.

Sciogli un po' il burro d'arachidi ripieno e sciogli lo zucchero a velo.

Per servire, metti il biscotto a testa in giù su ogni piatto. Distribuisci il composto di riempimento su ciascuno e quindi inserisci una palla di gelato. Schiaccia con un altro cookie e divertiti subito.

Latte freddo al cocco

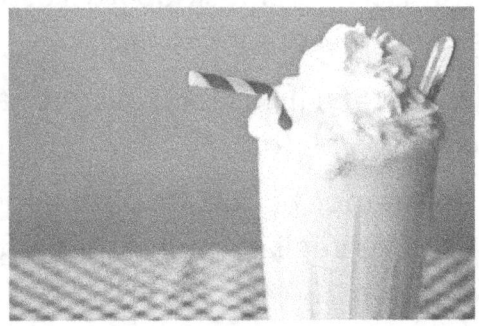

Sarebbe più facile se tu usassi un mixer per gelato per questa ricetta, ma potresti comunque ottenere un ottimo risultato senza. Quando i cristalli di ghiaccio si rompono correttamente, si ottiene un fantastico gelato rinfrescante e cremoso che è leggero e succulento.

Potresti servirlo in vari modi per renderlo di qualità. Usarlo come accompagnamento a una torta potrebbe essere facile da fare.

Ecco un suggerimento: se aggiungi una pallina di gelato in un piatto, metti un cucchiaino di briciole di biscotti o delle noci tritate finemente, per impedirgli di correre intorno al piatto mentre porta in tavola, inoltre sembra anche piuttosto professionale.

Dosi per: 4

Tempi di preparazione: 5 minuti (+ 20 minutipreparazione del gelato or 2-3 ore di raffreddamento)

Ingredienti

- 2 lattine di latte di cocco intero
- 1 tazza e mezza di zucchero semolato
- 1 cucchiaino di estratto di vaniglia

Istruzioni

Sbatti il latte di cocco, lo zucchero e la vaniglia fino a che non sono ben combinati, addensati e lisci.

Versain una macchina per gelato e mescola per 20-25 minuti fino a quando non è congelato. Se non si dispone di un gelatiere, versa semplicemente in un contenitore di plastica e congela per 2-3

ore, frantumando e rimandando al congelatore ogni 30 minuti.
Congela fino a quando non hai la consistenza richiesta. Se stai conservando questo nel congelatore, togli 15-20 minuti prima di servire.

Gelato al rum e uvetta

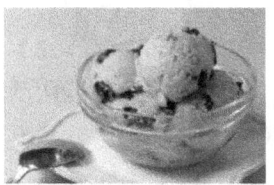

Questo è piuttosto un dessert elaborato con il suo rum e la sua uvetta in un gelato cremoso. Con una base di latte di cocco, il rum migliora il sapore e sarebbe un ottimo trattamento dopo cena, servito con un espresso versato sopra.

Dosi per: 4

Tempi di preparazione: 15 minuti + 20-25 minuti per fare il gelato o 2-3 ore di raffreddamento + 2 ore in ammollo

Ingredienti

- 1 tazza di uvetta
- 2 cucchiai di rum scuro
- 1 cucchiaio di sciroppo d'acero o sciroppo di dattero
- 2 lattine di latte di cocco intero

- 1 tazza di zucchero di cocco
- Pizzico di sale marino

Istruzioni

Versa il rum e lo sciroppo sopra l'uvetta e lascialo in ammollo per almeno 2 ore, mescolando di tanto in tanto.

Sbatti il latte di cocco, lo zucchero di cocco e il sale marino fino a quando non si addensa e liscia. Metti in freezer in un contenitore adatto per 2-3 ore, mescolando ogni 30 minuti o, versa in un gelatiere e agita per 20-25 minuti.

Quando il gelato è quasi congelato, togli metà dell'uvetta dal liquido e cospargila sul gelato. Usando un frullatore a immersione, mescola l'uvetta rimanente e il liquido fino a renderlo omogeneo. Mescola l'uvetta e la salsa liscia di rum, roteando delicatamente per produrre un effetto di marmo.

Servi immediatamente come un gelato morbido.

Fette fredde all'amaretto

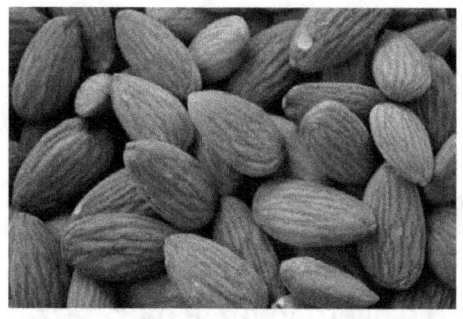

Questo è un altro dessert per adulti che si rivelerà molto popolare e non sarà mai considerato un dessert vegano! Usare i biscotti di mandorle fatti in casa, dà una consistenza meravigliosa a un gelato a base di mandorle e si scioglie meravigliosamente per creare tale eleganza su un piatto.

Dosi per: 6

Tempo di preparazione: *20 minuti + 2-3 ore di raffreddamento*

Tempo di cottura: *20-25 minuti*

Ingredienti
- biscotti alle mandorle

- 1 cucchiaio di semi di lino
- 3 cucchiaini di acqua calda
- ½ cucchiaino di estratto di mandorle
- 1 tazza e mezzo di mandorle tritate
- zucchero semolato a ½ tazza

Gelato all'amaretto

- 2 tazze di latte di mandorle
- Sciroppo d'acero in tazza da ½ tazza
- 1 cucchiaio. Amaretto (liquore di mandorle)
- 2 cucchiai di burro di mandorle liscio
- 2 cucchiai di mandorle in scaglie, più extra per servire

Istruzioni

Per preparare i biscotti, mescola i semi di lino con l'acqua e metti da parte. Mescola insieme le mandorle tritate e lo zucchero. Aggiungi l'acqua di semi di lino e l'estratto di mandorle e forma un impasto (aggiungi un po'più di acqua se necessario).

Avvolgi fino a 1/4 di pollice e taglia in rettangoli. Metti su una teglia e posiziona in forno preriscaldato a 180° C / 350° F per

20-25 minuti, fino a ottenere lacroccantezza. Togli dal forno e lascia raffreddare.

Per fare il gelato, sbatti insieme il latte, il burro, lo sciroppo, le mandorle tritate e l'amaretto. Metti in un contenitore adatto e congelatore per 2-3 ore, mescolando accuratamente ogni 30 minuti. Oppure, versa in un gelatiere e agita fino a quando diventa denso e congelato.

In un barattolo di pane, utilizza una pellicola trasparente per coprire il fondo, lasciando un sacco di sporgenze per avvolgere sopra la parte superiore, quando il barattolo è pieno.

Sul fondo della scatola, versa o tamponain uno strato di gelato. Copri con uno strato di biscotti alle mandorle e una spolverata di mandorle. Metti un altro strato di gelato sopra i biscotti e un altro strato di mandorle a scaglie. Ripeti gli strati fino a riempire il barattolo di pane. Copri con la pellicola trasparente e riponi in freezer per 2-3 ore, o durante la notte. Questo può essere fatto 2-3 settimane in anticipo.

Quando vuoi servire, mettilo in frigo per almeno 30 minuti prima.
Taglia a fette e servi con le mandorle tritate tostate cosparse e un bicchierino di amaretto extra.

Pannacotta allo zenzero e limone

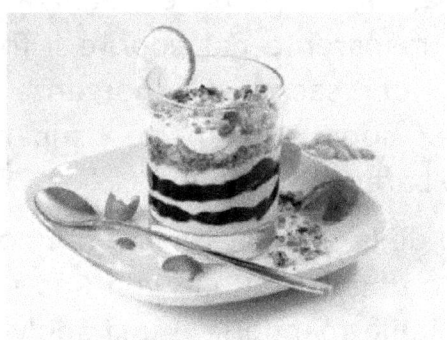

Questo è un dessert elegante, carino e leggero ed estremamente memorabile per terminare un pasto pesante. Il latte di cocco è intriso di questi delicati sapori che elevano questa pannacotta vegana ad un dessert davvero elegante.

Dosi per: 4

Tempo di preparazione: *15 minuti + 3 ore di raffreddamento.*

Ingredienti

- 1 2/3 tazze di latte di cocco
- 1/3 di tazza di latte di riso
- 1 cucchiaio di sciroppo di zenzero (dal vasetto di gambo allo zenzero allo sciroppo)
- 1 palla di zenzero gambo (dallo stesso vaso)
- 1 limone, solo la scorza
- 1 cucchiaio di sciroppo di agave
- 2 cucchiaini di gelatina

Decorazione

- biscotti allo zenzero; opzionale (controlla la varietà vegana)
- 1 limone
- 1 tazza di zucchero bianco
- 1 cucchiaio zucchero semolato

Istruzioni

Per fare la pannacotta, scalda i latti insieme in una casseruola e porta a un leggero sobbollire. Metti l'agave e gli sciroppi allo zenzero e la scorza di lime nel latte. Taglia la palla allo zenzero in 4 pezzi e aggiungi anche al latte. Lascia cuocere a fuoco lento per 5-10 minuti fino a quando il sapore di limone e zenzero viene rilasciato.

Rimuovi dal fuoco. Estrai i pezzi di zenzero e metti da parte. Aggiungi la gelatina e frulla bene. Filtra la miscela attraverso un setaccio per creare una consistenza liscia e quindi dividi in 4 bicchieri o stampini. Conserva in frigo per 3 ore.

Nel frattempo, fai gli extra per servire con la pannacotta. Questo può essere fatto con 3 giorni di anticipo. Prepara una piccola ciotola di acqua ghiacciata. Con il limone, usa uno sbuccia limone e rimuovi le strisce lunghe della scorza. Metti in una piccola padella di acqua bollente per 1 minuto. Metti queste strisce direttamente nell'acqua ghiacciata perché questo aiuterà la scorza a mantenere il suo vivace colore verde.

Scalda 1 tazza d'acqua e 1 tazza di zucchero nella piccola casseruola fino a quando lo zucchero non si scioglie. Prendi la palla di zenzero gettata via e affetta in bastoncini superfini. Metti la scorza di limone e lo zenzero nell'acqua bollente e cuoci, mescolando di tanto in tanto per 5 minuti. Rimuovi lo zenzero e il limone e mettili su una gratella per raffreddare. Quando è freddo, rotola nello zucchero semolato. Conserva in un contenitore a tenuta d'aria fino al momento dell'uso.

Quando sono pronti per servire, posiziona i bicchieri di pannacotta sui piatti. Cospargi lo zenzero cristallizzato e la scorza di lime. Servi con un biscotto allo zenzero sul lato, se lo desideri.

Gelato alla crema tropicale

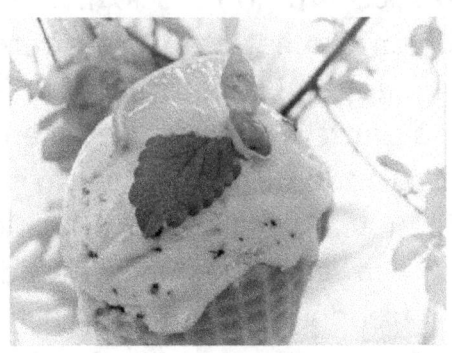

I seguenti 2 dessert sono a tema simile. Su una teglia, congela tutti i frutti che hai mango, ananas, litchi, kiwi, melone. Puoi anche aggiungere un paio di cucchiai di frutto della passione nel mix, per dare un tocco in più di dolce profondità. La tua immaginazione nel servire questo dolcepuò scatenarsi! Gusci di cocco? Una tazza di foglie di banana? Gusci di pompelmo, congelati, bicchieri da cocktail, persino una scultura di ghiaccio se ti senti davvero stravagante!

Dosi per: 6

Tempo di preparazione: 10 minuti

Ingredienti

- 2 ½ tazze di mix di frutta tropicale congelata, mango, ananas, kiwi, frutto della passione, ecc.
- ¼ tazza di latte di mandorla
- 3 cucchiai. sciroppo d'acero o sciroppo d'agave
- 3 cucchiai di aquafaba (l'acqua di una lattina di ceci)

Istruzioni

In un processore ad alta velocità o in un frullatore, posiziona tutti gli ingredienti e miscela. Potrebbe essere necessario fermarsi e raschiare il lato alcune volte. Continua a miscelare fino a quando la texture diventa leggera e soffice. Servi subito con qualche biscotto vegano croccante o wafer se ti piace.

Gelato alla crema e frutti rossi

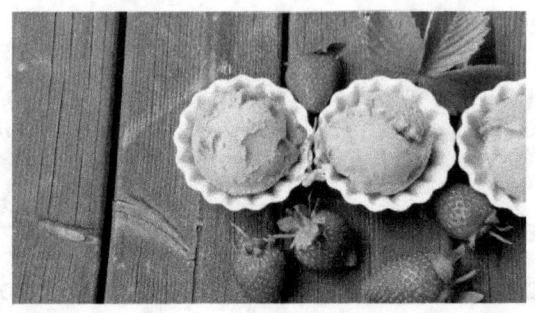

Questo dolce è un delizioso piatto di fine estate. Usa i tuoi frutti rossi congelati raccolti, come lamponi, ciliegie, ribes nero, fragole e more. Come la precedente ricetta, l'aquafaba rende questa super leggera, con una texture simile a una piuma. Servi immediatamente se possibile poiché una volta congelato, perde la consistenza "montata" un po'.

Servi con tutti i biscotti vegani che si possono avere.

***Dosi per:** 6*

***Tempo di preparazione:** 10 minuti*

Ingredienti

- 2 ½ tazze di frutti di bosco congelati
- ¼ tazza di latte di mandorla

- 3 cucchiai di sciroppo d'acero o sciroppo d'agave
- 3 cucchiai diaquafaba (l'acqua di una lattina di ceci)

Istruzioni

In un processore ad alta velocità o in un frullatore, posiziona tutti gli ingredienti e miscela. Potrebbe essere necessario fermarsi e raschiare il lato alcune volte. Continua a miscelare fino a quando la texture diventa leggera e soffice.

Un Etonmess confuso

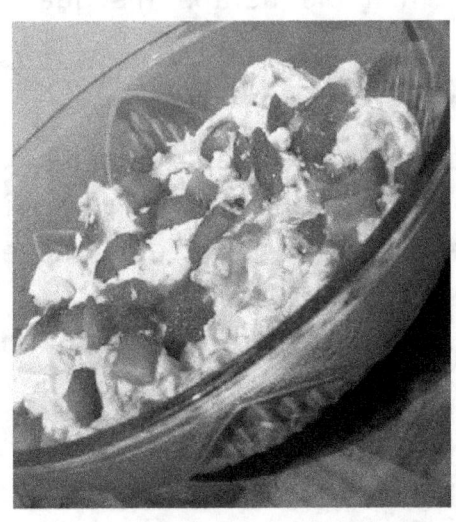

Questo è un dolce tradizionale che utilizza meringhe, fragole e panna. È facile da portare nel mondo dei vegani e con l'aggiunta del sapore di cocco aggiunge un tocco personale. Questo è stato fatto con mirtilli al posto delle fragole, ma è possibile aggiungere quello che ti piace.

Dosi per: *4*

Tempo di preparazione: *15 minuti, più raffreddamento*

Tempo di cottura: 2 ore

Ingredienti

- 1 8 once di scatola di acqua di ceci (riserva i ceci per un'altra ricetta)
- ½ tazza di zucchero a velo
- 2 tazze di mirtilli
- 1 cucchiaio di zucchero bianco
- 1 scatola di latte di cocco, frigorifero freddo
- 1 cucchiaio di zucchero a velo

Istruzioni

In una ciotola pulita, frulla l'acqua di ceci fino a diventare bianca. Spargi lo zucchero a velo delicatamente nella tazza. Mettitenei pezzettini su una teglia foderata e inforna in forno caldo a 120 ° C / 250 ° F per 2 ore. NON aprire il forno durante questo periodo. Spegni il forno e lascialo lì fino a quando fa freddo. Puoi fare questo passaggio con 3-4 giorni di anticipo.

Prendi la crema densa di cocco dalla lattina e sbattila fino a renderla densa e cremosa con lo zucchero a velo (usa il latte di cocco acquoso per un frullato o altra ricetta). Lascia da parte. In una ciotola, schiaccia i mirtilli con lo zucchero bianco per iniziare a rilasciare parte del succo.

Al momento di servire, spezzetta le meringhe e aggiungile in una grande ciotola. Incorpora delicatamente la crema e i mirtilli, creando un effetto increspato. Dividi tra 4 bicchieri e servire.

Conclusione

Dal momento che la dieta vegana ha iniziato a conquistare il mondo, c'è stato l'atteggiamento secondo cui i loro dessert dovrebbero essere sani e funzionali e potrebbero anche avere la reputazione di essere un po'"noiosi" o "strani". Questo libro spera davvero di averti convertito alla comprensione che questo non è certo il caso!

Se hai scelto di seguire una dieta a base vegetale, questo non significa che hai rimosso il desiderio di goderti un piacere o un gustoso dessert fresco. Tuttavia, anche se questi dolci contengono zucchero molto meno raffinato rispetto a qualsiasi negozio portato con la replica, come con qualsiasi cosa, mangia con moderazione. L'atteggiamento migliore è quello di fare delle buone scelte su cosa mangiare regolarmente. Forse questi dessert saranno ancora più prelibati quando verranno conservati per occasioni speciali!

Vale la pena notare come questo libro conclude, che sia vegano o no, un dolce può essere gloriosamente gustoso, elegante e memorabile senza essere completamente carico di additivi, quantità ridicole di grassi, e zuccheri raffinati. Usa un po'di immaginazione, un po' di moderazione e un momento per goderti davvero i momenti in cui sei un po'... indulgente.

www.ingramcontent.com/pod-product-compliance
Lightning Source LLC
LaVergne TN
LVHW011946070526
838202LV00054B/4825